あなたが あなたであるために 補注新装版
自分らしく生きるための自閉スペクトラム・ガイド

監修●ローナ・ウィング
著●吉田友子

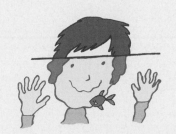

中央法規

あなたがあなたであるために 補注新装版

自分らしく生きるための自閉スペクトラム・ガイド

はじめに

初版と補注新装版

　この本の初版は、2005 年に日本で、2006 年に英国と米国で出版されました。

　初版出版から、もうすぐ 20 年になります。

　この 20 年間にアスペルガー症候群に関連するさまざまな世の中の変化がありました。

　こうした変化に合わせて、初版の一部を書き換えて情報を追加したのがこの補注新装版です。

　ただし、書き換えはウィング先生の監修から外れないように最小限にとどめ、変更した箇所も可能な限り明確にしています。

この本と関係する 2 つの大きな世の中の変化
1) 世界保健機関（WHO）による、
　　診断分類と診断名の大幅な変更

　日本政府は、WHO が定めた診断名（医学的な分類名）を日本での公式な診断名としています。WHO と同じ診断名を世界各国が使用することで、国際的な医学統計が正確に行えるからです。

　2018 年に WHO は診断分類と診断名について 1990 年以来の大幅な見直しを行い、2019 年に WHO 総会で ICD-11（国際疾病分類 第 11 版）として採択されました。

　ICD-11 ではアスペルガー症候群や自閉症という言葉は使用されなくなり、どちらも自閉スペクトラム症（ASD）としてまと

められています。

　2024 年 6 月現在、日本政府は日本の公的文書で用いる診断名を WHO に合わせて変更する作業を行っているところです。近い将来、日本でも自閉スペクトラム症が公式な診断名となる予定です。

　この補注新装版ではアスペルガー症候群や自閉症という言葉を使わず、AS（自閉スペクトラム）または ASD（自閉スペクトラム症）という言葉を使用しています。これに関連して「この本の使い方」（p12）を書き換え、AS と ASD の使い分けについても説明しました。

　ただし、ウィング先生が初版出版時に書かれた「監修者の言葉」には変更を加えず、アスペルガー症候群という言葉をそのまま使用しています。

　そのほかの診断名も ICD-11 に合わせています。

２）2005 年以降に施行注された日本の法律

　初版が出版された 2005 年以降、ASD が関係する日本の法律は大きく変わっています。

　2005 年施行の発達障害者支援法によって、それまでは公的サービスの対象であることが不明確だった「自閉症、アスペルガー症候群その他の広汎性発達障害、学習障害、注意欠陥多動性障害」の人たちも公的サービスを利用する権利があることが明確になりました。また、2002 年から運営されていた自閉症・発達障害者支援センターは、この法律にのっとって発達障害者支援センターとして都道府県・指定都市ごとの設置が義務づけられました。

3

障害者自立支援法（2006 年施行）は改正されて障害者総合支援法となり（2013 年施行）、身近な場所で切れ目のない支援が受けられるように基幹相談支援センターが作られることになりました。

　発達障害者支援センターや基幹相談支援センターはあなたやあなたの家族が相談先を見つけたいときに役立つことでしょう。

　あなたやあなたの家族が必要な情報にたどり着きやすくなるように、日本の現状に合わせて「もしあなたがたった一人でこの本を読んでいるとしたら」（p88）、「相談できる場所を見つける」（p91）、「サポーターのための情報入手先」（p101）を書き換えました。

　障害者差別解消法（2016 年施行）と改正障害者差別解消法（2024 年施行）によって、役所や国公立の学校とすべての事業者において（つまり私立の中学・高校・大学や予備校・塾、ボランティア団体でも）合理的配慮（reasonable accommodation）の提供が法的義務となりました。

　合理的配慮とは、あなたが自閉スペクトラムのために何かをあきらめたりすることなく、あなた本来の力を発揮して、安心してあなたらしく暮らすために行われる調整を意味します。

　例えば、聴覚のかたよりのために休み時間のざわめきがとてもつらくて苦しかったとしたら、休み時間にノイズキャンセリング・イヤホンを使用したいとあなたが学校に申し出て話し合い学校がそれを了解し、「休み時間にはノイズキャンセリング・イヤホンを使用してよい」と決まることが合理的配慮です。

合理的配慮の提供には条件があります。その調整が必要だとわかる資料（専門家の意見書など）が示されること、提供する側（学校など）にとって負担が大きすぎないこと、そしてあなたがそれを希望すると意思を表明していること、です。

　自分にはどんな調整が必要なのかをあなた自身が理解し希望できることは、あなたがおとなになるまでに手に入れたい大切な技術です。

　新しい法律が作られたことで、この本の目的でもある「自分を理解し、自分に役立つ工夫を知ること」が、あなたが自分に合った環境を手に入れるために役立つことがはっきりしました。

注：施行（しこう）。法律は国会で制定され、国民に発表され、準備期間を経て実行されます。この実行のことを施行といいます。

3）そのほかの修正点

　「ASやASDの人たちはどのくらいの割合でいるのか」（p21）は、新しい医学研究をもとに修正しました。初版では世界人口のなかで日本人・英国人・スウェーデン人である割合と比べることで、ASは少数派だけど仲間がいないわけではないと思ってもらえるよう説明しました。ですが、世界人口は年々変化しすぐに正確な説明ではなくなってしまいます。ウィング先生も気に入ってくれた説明文だったので残念ですが、この本では書き換えました。ほかの診断についても医学統計は新しい数値に変更しました。

　「脳のタイプ分類の一例」（p43）は見やすくなるように書き直し、挿入箇所も変更しました。

そのほかにも、ウィング先生の監修と矛盾しない範囲でいくつかの単語や表現を書き換えて情報を補足しました。

　「ASD の脳に関する医学研究」（p18）に示した 2 つの研究はいずれも最新の研究ではなくなりました。しかし、この本で伝えたい内容がわかりやすく示された研究であり、なおかつこれら 2 つの研究を否定する論文が発表されていないことから、ウィング先生に監修していただいた初版と同じ研究を少し簡略化して紹介しています。

４）資料 2「注意困難（うっかり）対策」の追加

　資料 2「注意困難（うっかり）対策」（p110）を追加しました。この追加資料は 2014 年に亡くなったウィング先生には読んでいただけていません。とても残念です。

　その代わり、千代田クリニックに通う ASD のご本人たちに草稿を読んでもらい、問題点がないか意見をもらいました。

　資料 2 はウィング先生の監修を受けていないことを改めてお伝えします。

５）書体・レイアウトの変更

　書体を、UD フォントで、なおかつ線に強弱がないものに変更しました。線の強弱という余分な情報が減ることで、読むことの苦手な人や視覚過敏のある人への負担が減ることを願っています。レイアウトも可能な限り見直し、視覚的な読みやすさに配慮しました。

以上がこの補注新装版と初版との違いです。

　部分的な書き換えや情報の追加はありますが、あなたに伝えたい内容は初版と変わりありません。ウィング先生の監修からも外れていないと著者としては考えています。

　　　　　　　　　　　　　　　　　　　　　　　　吉田友子

本書初版の出版によせて

監修者の言葉

　この本の監修を依頼されたことは私にとって大きな喜びです。…実を言うと私は日本語が読めないので英訳が必要だったのですが。

　読み始めてすぐに私にははっきりとわかりました。アスペルガー症候群の人たちがどんなふうにこの世界を経験しているかということを、この著者は気づき理解もしているということを。この理解は、アスペルガー症候群の人たちに情報や勇気を伝えようとする人間にとって欠かすことのできないものです。本書ではまずアスペルガー症候群の根底にある特有の神経学的な特性についてわかりやすく説明されています。そして次に、アスペルガー症候群の人が毎日の暮らしのなかでどんな困難を経験するかが詳しく検討され、その対処法について豊富な実例とともに細やかで具体的な提案がなされています。

　本書の特筆すべき点の一つは、アスペルガー症候群のもつ多くのポジティブな面を強調するというヨシダユウコの方針です。もちろん本書にはアスペルガー症候群のもつ困難についても明確に実直に述べられてもいます。本書のなかで私が心惹かれた少女のエピソードがあります。彼女は強い好奇心と知識欲をもち、そのためにみんなが悲しみにくれてい

8

る状況で場にそぐわない質問をしてしまいました（p50）。後になって少女は皆と気持ちを共有していなかったことで自分を責めるのですが、ユウコは少女に「あなたは本当の科学者の心をもっているのだ」と話します。彼らがこの世界を眺める方法の本質をとらえたすばらしい説明です。

　本書はアスペルガー症候群をもつ中高生にとって（あるいはどんな年齢のおとなにとっても）良い手引きとなるだけでなく心の支えと慰めをも与えることでしょう。もしアスペルガー博士自身[注]がこの本を読むことができたならば、著者の良識ある実用的支援にきっと賛同したに違いありません。

2005年　　ローナ・ウィング

注：オーストリアの小児科医。1944年に発表した児童期の人格障害に関する論文「小児期の自閉的精神病質」は、ローナ・ウィング博士が「アスペルガー症候群」という概念を提唱（1981）するもととなりました。

目次

はじめに	2
監修者の言葉	8
この本の使い方	12

パート❶ 説明編　17

ASD の脳に関する医学研究	18
AS や ASD の人たちは どのくらいの割合でいるのか	21
AS に関する詳しい説明	23
1「三つ組」の特徴	24
1−1 人とのかかわりや集団参加の特徴	24
1−2 コミュニケーションの特徴	25
1−3 切り替え・応用力やきわめる力の特徴 　　　　（社会的想像力の特徴）	27
2「三つ組」以外の特徴	29
2−1 感覚のかたより	29
2−2 体の使い方の苦手	34
3 AS と同時にみられることの多い脳タイプ	35
3−1 ADHD	36
3−2 発達性学習症	38
3−3 チック	40
AS の人が知っておきたい 「脳の一時的な不調」に関する知識	44

パート ❷ アドバイス編　　49

なぜ「特別な工夫」をするのか　　50
「特別な工夫」を考える　　53
趣味に関する5つのトラブル　　65

トラブル1　「いつもその話ばっかり」とうんざりされる　　67

トラブル2　「そろそろやめなくちゃ」とわかっているん
　　　　　だけどやめられない　　72

トラブル3　趣味にばかり時間をとられて
　　　　　宿題が終わらない　　74

トラブル4　趣味にお金を使い過ぎる
　　　　　―おとなになったときの問題―　　76

トラブル5　「自分の世界にこもっていないで」
　　　　　「もっと友だちを作りなさい」と言われてしま
　　　　　う、自分でも迷う　　77

ASの脳タイプだということを誰に伝えるべきか　　83
あなたのサポーターを確認する　　85
もしあなたがたった一人でこの本を読んでいるとしたら　　88
相談できる場所を見つける　　91

この本を読んでくれたあなたへ　　95

サポーターへのお願い　　98
サポーターのための情報入手先　　101
資料1：時間を割り振るための手順　　104
資料2：注意困難（うっかり）対策　　110

謝辞　　118
補注新装版　謝辞　　120

この本の使い方

この本の目的

　自閉スペクトラム（AS）は、自分の好きなことに熱中できる情熱と素晴らしいユニークさをもちながら、でも、人付き合いで苦労しがちな脳タイプのことです。

　AS タイプの脳は病気の脳でも悪い脳でもありません。研究者や芸術家、こつこつと仕事をこなす職人やサラリーマンなどにも AS の脳タイプの人がたくさんいるようです（詳しい説明は p23）。

　自分の脳タイプを知ることで、自分自身との付き合い方が学びやすくなります。周りの人たちとの付き合い方や社会参加のコツも見つけやすくなります。

　AS という脳タイプのあなたが、自分に合った方法を見つけ実行するための手助けとなることが、この本の目的です。

自閉スペクトラム（AS）と自閉スペクトラム症（ASD）

　AS の脳タイプでは、自閉スペクトラム症（ASD）という診断名をもつ人と、脳タイプは AS だけれど ASD という診断名はもたない人がいます。診断名とは医療機関で医師が診察して判断する医学的な分類名のことです（日本の場合）。

日本では ASD という診断名をもっていないと使えない公的サービスがあります。ASD は医師から受け取る、サービスの入場券と考えればいいでしょう。

　AS という脳タイプについては、医師でなくても、医療機関でなくても、公認心理師・臨床心理士・言語聴覚士などの専門家で訓練を積んだ人なら判断することができます。

　AS の人が全員医療機関を受診して、ASD かどうかの診察を受ける必要はありません。自分が AS だと知って専門家と相談することだけで、問題が解決に向かう人たちもたくさんいます。

　でももし診断を受けることがあなたの役に立ちそうなら、診断名をもつことを躊躇しないでください。あなたに合った公的サービスがあるなら、それを利用するための入場券（診断名）を手に入れることはあなたの権利です。

この本は AS かどうかを判断するための本ではありません

　この本に書いてある特徴が当てはまるように見えても、別の原因のこともあります。AS かどうかを判断するためには専門家との相談が必要です。

この本はどんな判断を受けている人の役に立つでしょうか

AS や ASD についてはまだ研究途中で、これまでいろいろな名前が使われてきました。

ASD のほかにも「Autism」「自閉症」「自閉性障害」「高機能自閉症」「アスペルガー症候群」「広汎性発達障害」「特定不能の広汎性発達障害」「非定型自閉症」などの診断名が使われてきました。

医師から伝えられた診断名がこのなかのどれだったとしても、あなたの脳タイプは AS です。

この本はきっとあなたの役に立つでしょう。

あなたらしい人生のために

AS の特徴はあなたの大切な長所です。あなたがあなたらしくあるための大切な個性です。

AS の特徴は暮らしにくさの原因になることもあります。でも、暮らしにくさを減らす工夫は必ず探していけます。

あなたがあなたらしい人生を穏やかに楽しく堂々と送れること、それがこの本の願いです。そのためには、まず AS について正確な知識をもちましょう。知ることは力です。

この本はサポーターと一緒に読むとより一層役に立ちます

　同じ AS の脳タイプだとしても、同じ ASD という診断名だとしても、子どもは一人ひとり違います。

　あなたが、AS だとしても、左ページのどれかの診断名をもつとしても、この本に書いてある内容がすべてあなたにピッタリということはないでしょう。また、どんな工夫でもあなたに合わせた微調整が必要です。

　あなたの場合はどこが当てはまるのか。あなたの場合はどんな工夫が役に立つのか。それはあなた自身がサポーター注と相談して考えてみましょう。

　あなたにとって誰がサポーターなのかを確認したいときは、「あなたのサポーターを確認する」（p85）を参考にしてください。

注：この本ではあなたの手助けをしてくれるおとなをサポーターと呼びます。例えば、あなたを育ててくれる人（お父さんやお母さんなど）や、あなたを担当する専門家（主治医やカウンセラーなど）は、あなたのサポーターになれる人たちです。

パート 1 説明編

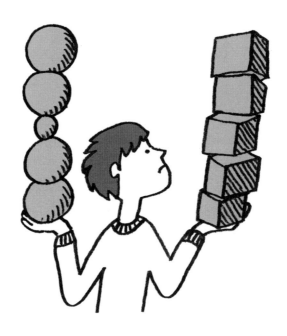

ASDの脳に関する医学研究

　ASが脳のタイプの違いだということは、ASDに関する医学研究からもわかります。
　バロン・コーエン先生たち（1999年）注1 は、6名のASDの人たちと12名のASDではない人たち（多数派と呼びます p21）を対象に、顔写真を見て目つきからその人の気持ちを判断する問題を解くときに脳のどの場所が活動するかを調べました。

問題「この人は心配していますか？　心配していませんか？」

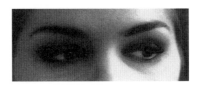

結果
　写真の人は、目つきから、「心配している」と判断されます。
　次ページの画像（脳の断面図）を見てください。脳の活動している場所に色が付けてあります。
　目つきからその人の気持ちを推測するとき、多数派では黄色と青色の部分が活動していました。ASDでは青色の部分は多数派と同じように活動していましたが、黄色の部分は活動せず、代わりに赤色の部分が活動していました。
　バロン・コーエン先生たちは、ASDと多数派では同じ問題を解くときに使われる脳の場所が異なっていると報告しました。

胴体に近い方の脳の断面図　←

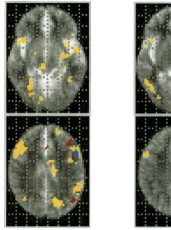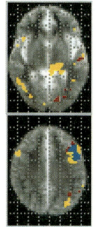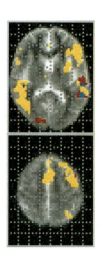

→ 頭のてっぺんに近いほうの脳の断面図

　もう一つ紹介します。シュルツ先生たち（2000年）[注2]は、14名のASDの人たちと28名の多数派の人たちを対象に、人間の顔写真同士の見比べと、車など物の写真同士の見比べをしてもらい、同じか違うかを答えるときに使われる脳の場所を調べました。
　ASDでも多数派でも、人の顔を見分けるときと物を見分けるときでは使われる脳の場所が違っていました。またASDの人たちと多数派の人たちでも使われる脳の場所は違っていて、ASDでは人の顔を見分けるときには、多数派が物を見分けるときに使う場所と似た脳の場所が使われていました。
　確かにASDでは、自分の好きな物はちょっとした違いでも見分けられるのに、人の顔を見分けるのは苦手という人がいますね。
　このほかにも、たくさんの医学研究で、ASDと多数派では脳の活動の仕方・脳のタイプが違うことが報告されています。

注1：Baron-Cohen S, Ring HA, Wheelwright S, Bullmore ET, Brammer MJ, Simmons A, Williams SC, "Social intelligence in the normal and autistic brain: an fMRI study," *Eur J Neurosci* 11(6), 1999, 1891-8.

注2：Schultz RT, Gauthier I, Klin A, Fulbright RK, Anderson AW, Volkmar F, Skudlarski P, Lacadie C, Cohen DJ, Gore JC, "Abnormal ventral temporal cortical activity during face discrimination among individuals with autism and Asperger syndrome," *Arch Gen Psychiatry* 57(4), 2000, 331-40.

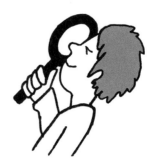

AS や ASD の人たちは
どのくらいの割合でいるのか

ASD と診断されている人たちの割合

　米国の疾病予防管理センターは、米国の 8 歳の子どもたちに関する 2020 年調査で、ASD の診断名をもつ子どもたちは人口の 2.76% と報告しています[注1]。

　ASD の診断名をもつ人たちは以前考えられていたよりはずっと多いことがわかってきました。それでもやっぱり少数派です。

AS は少数派

　ASD と診断されている人たちの割合は医学研究で調査することができますが、診断名をもたない AS の人たちの割合を正確に調べることは困難です。でも、いろいろな事実をもとに推測すると人口の「10% はいるという前提で」（本田, 2013)[注2] といわれており、私もこの考えに賛成です。

　人口の 10%ってどのくらいでしょう。

　右利きは、国や民族にかかわらず、おおむね人口の 90% です。つまり右利きでない人たち（左利きと両利きの人たち）は人口の 10% です。左利きであることと、AS であることは、だいたい同じくらいの少数派かげんです。

　「でも、左利きの人は知っているけど、AS の人になんて出会ったことがない」とあなたは思うかもしれません。

　左利きの人は、ノートをとるときにも、給食を食べるときにも、

調理実習のときにも、本人が申し出なくてもわかります。

　AS の脳タイプの人は、見ただけではわかりません。

　好きな話題だとしゃべりだしたらとまらない人、話すのが苦手
な人、失敗が怖くて黙っている人…行動への現れ方も人それぞれ
です。AS かどうかはその場の行動だけではわかりません。

　たぶん、あなたはもう AS の人に出会っているでしょう。10%
もいるのですから。ただそのことにお互いに気づいていないだけ
だと思います。

注1：世界各国の報告では 0.01 ～ 4.36% と調査結果に違いがあります (Zeidan J,
Fombonne E, Scorah J, Ibrahim A, Durkin MS, Saxena S, Yusuf A, Shih A,
Elsabbagh M, "Global prevalence of autism: A systematic review update,"
Autism Res 15(5), 2022, 778-790.)。

注2：本田秀夫『自閉症スペクトラム―10 人に 1 人が抱える「生きづらさ」の正
体』SB クリエイティブ、2013、p114

AS に関する詳しい説明

AS の特徴は、次のように整理して考えるとわかりやすいです。

１）AS なら全員にみられる 3 つの特徴：「三つ組」
  ①　人とのかかわり方や集団参加の特徴
  ②　コミュニケーションの特徴
  ③　切り替え・応用力・きわめる力の特徴（社会的想像力の特徴）

２）AS の人にみられることの多い、「三つ組」以外の特徴
  ①　感覚のかたより
  ②　体の使い方の苦手注

３）AS の人にみられることの多い、その他の脳タイプ
  ①　ADHD（注意欠如多動症）
  ②　発達性学習症
  ③　チック

注：体の使い方の苦手に対して発達性協調運動症（DCD）という診断名がつくこともあります。発達性協調運動症と診断されたら、AS や ADHD などの特徴でも困っていないかを専門家と相談してみましょう。
　感覚のかたよりに対して、APD（聴覚情報処理障害）、HSP（繊細さん）などの用語を使う専門家がいます。APD や HSP と名前がつくことで、AS や ADHD の特徴が見逃されて、あなたに役立つ手助けや自分への理解が手に入りにくくなってしまう危険性があることに注意しましょう。

23

1 「三つ組」の特徴

人とのかかわりや集団参加の特徴

　ASの人とのかかわり方や集団参加の特徴は次のような現れ方をすることがよくあります。これらの特徴は不都合の原因になることもありますが、同時に、人として大切な長所でもあります。

こんな長所をもつ人が多いです
- 常識にとらわれないユニークな発想の持ち主（これは社会的想像力の特徴でもある）
- みんなが無視してしまうようなルールでもきちんと守りたいと思うきまじめさがある
- 年齢や身分で相手を判断しない公平さをもつ人が多い
- 不正を嫌う、正義感の強い人
- 友だちを裏切るのは嫌だと思っている、誠実な人
- 気持ちの優しい人が多い
- マイペースに自分の思いをつらぬける強さがある
- 一人で過ごす技術がある

でもこんな苦手をもつことも
- 常識が足りないと言われてしまうことがある
- 相手の考えや気持ちがわからず苦労することがある
- 友だち関係でトラブルが起きやすい
- 気を遣う割には浮いてしまう

注：これらは例ですから、一人の人に全部が当てはまるわけではありません。

1-2 コミュニケーションの特徴

　ASの人は会話で苦労していることも多いけれど、実はことばに関してさまざまな長所をもっています。

こんな長所をもつ人が多いです
- ことばを正確に使いたいと思っている
- 日付や数などの事実も正確に話したい
- 熟語や専門用語に関心が高い・たくさん知っている
- 自分の気に入った文章を暗記するのが得意な人も多い
- 話し方がユニーク・おもしろい
- ダジャレを思いつくのが得意な人もいる
- もっと話し上手・聞き上手になりたい、ぴったりのことばをみつけたいと願う、ことばへの誠実さをもっている
- 「自然に」ではなく、本やビデオなどで「勉強して」日本語を身につけてきた努力家が多い

でもこんな苦手をもつことも
- 自分の思いをことばで表現するのが苦手、誤解されやすい
- 「話がくどい」「わかりにくい」「一方的」と言われてしまうことがある
- 知っていることばばかりなのに、会話だと相手の言っていることがわからなくなることがある
- 「水に流して」って言われたら「忘れて。許して」ってこと。何でみんなはこういう決まり文句（慣用句）を知っているのか不思議

25

- とんでもない勘違いをしてあきれられることがある
- ボディランゲージ（表情や視線や身振りなど）がうまく使えない、相手のボディランゲージに気づかないことが多い
- なんだか会話から浮いてしまうことが多い
- 雑談が苦手

注：これらは例ですから、一人の人に全部が当てはまるわけではありません。

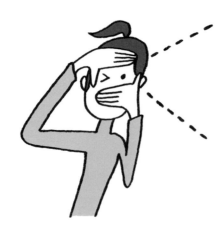

1-3 切り替え・応用力やきわめる力の特徴（社会的想像力の特徴）

　想像したり、応用したり、思いがけない展開のときに気持ちを切り替えたりするのは、みな「目の前にないもの」をやりくりする能力が関係しています。

　AS の切り替え・応用力やきわめる力の特徴は、特にあなたの人生を実り多いものにしてくれる可能性を秘めています。

　でも、自分の特徴に気づかずに暮らしていると、せっかくの特徴が弱点として現れてしまうことも多いので注意が必要です。

こんな長所をもつ人が多いです

● 常識にとらわれないユニークな発想の持ち主（これは集団参加の特徴でもある）

● 興味・関心が「広く浅く」より「狭く深く」なるタイプ

● 自分の関心のあるものへの熱心さや几帳面さは人一倍

● 知識欲が旺盛で、調べたり覚えたりするのが好き・得意

● ストーリーのない本（図鑑・辞書・時刻表など）に没頭できる人もいる

● 品物のコレクションに情熱をもっている人もいる

● 好きなことや納得したことをやり遂げる力が高い

● 見通しが立っていると安心して実力を出しやすい

● いつもどおりの秩序を大切に思う

● ルール違反はしたくないと思っている人が多い

● 関心のある事柄や手順を記憶するのが得意

● 自分だけの空想の世界を楽しんだり、そこで気持ちをリフレッシュする技術がある

でもこんな苦手をもつことも

- 譲れない「こだわり」のために苦労することがある
- 考えや行動をリセットするのが苦手
- 状況に合わせた応用が苦手
- 思い込みが強い場合がある
- いつもと違うと（予想と違うと）あせってしまう
- 行動する前に結果を予測するのが苦手（特に初めてのことや相手の考えの予測）
- テレビドラマや小説のおもしろさがピンとこない人もいる
- 自分だけの空想の世界に入り込んでしまうことがある

注：これらは例ですから、一人の人に全部が当てはまるわけではありません。

「三つ組」の特徴は状況によって目立ったり目立たなかったりします

　新学期で不安なときにはいつも以上に「こだわり」から気持ちを切り替えられなかったり、緊張するといつも以上に相手の言っていることばの意味がわからなくなったりすることはめずらしくありません。なぜなら、不安や緊張、精神的な疲労が強いと「三つ組」の特徴は苦手として強く示されるからです。

　逆にいえば、不安や緊張を減らし疲れすぎない暮らしを組んでいくことは「三つ組」が弱点として目立たないための助けになります。この他にも「三つ組」が弱点として目立たないための工夫やそれらを長所として発揮するための工夫はいろいろと開発していけます（「パート2　アドバイス編」を読んでください）。

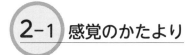

2-1 感覚のかたより

2-1-1

聴覚過敏

　聴覚過敏とは、音への感受性の強い人にみられる聴力ではない聴覚の問題です。

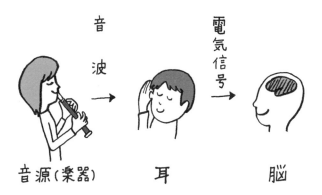

音は脳で認識されます

　音は空気の振動（音波）です。その音波は耳の鼓膜を揺らします。鼓膜の揺れは耳の内部を伝わり、電気信号に変換されて神経に伝えられます。電気信号は神経を伝って脳に届きます。脳では伝えられた電気信号が解析され、「こんな音量」「こんな音色」「あのとき聞いたあの音」といったふうに認識されます。つまり音は耳で聞きとるのではなく、脳で認識するものなのです。

29

AS では音への反応にかたよりがみられやすいです

　AS では音への反応が多数派とは異なる場合がよくあります。

　音も脳で認識するのですから、脳タイプが多数派とは異なる AS ならば、これは当然のことだといえるでしょう。

　AS では、特定の音への感受性が高いという長所をもつ人もいます。つまり、絶対音感をもっていたり、細かな音質の違いを認識できたり、音やメロディーを記憶するのが得意、といった長所です。

　その一方で、「聴覚過敏」という苦手をもつこともあります。これは、多数派の人なら気にもならずに聞き逃せるような雑音が、いちいち気になってうるさくてつらかったり、気が散ってしまったりする症状のことです。

聴覚過敏の程度は状況によって変化します

　脳の認識能力は体調や緊張感などで変化します。

　「聴覚過敏」の症状は、大きな音や苦手な音質で起こりやすいだけでなく、不安や緊張が強いとき、体が疲れているとき、いっぺんに多くの人に話しかけられたときなどに強く示されます。

　逆にいえば、不安や緊張を減らし、体調を整え、大きすぎる音・多すぎる音を避けることで、「聴覚過敏」で苦しむことを減らすことができます。

2-1-2

さまざまな感覚のかたより

　聴覚以外にもさまざまな感覚のかたよりがあります。一人で何種類もの感覚のかたよりのある AS の人もいれば、感覚のかたよりはあまりないという人もいます。幼ない頃は困っていたけれど、今はあまり気にならないという人もいるかもしれません。

　触覚・圧覚・視覚・嗅覚・味覚・痛覚・平衡感覚（前庭感覚）のかたよりは、例えば、こんなことです。

触覚：手触り・肌触り（顔や体に触れる感覚）・舌触りなど

　例えば

● ふわふわ・すべすべしているものをなでたり、頬に当てたりするのが好き

● 気がつくと鉛筆や何かを口に入れたり、唇に当てたりしている

● 指先で何かこねていたり、ぐにゃぐにゃしたものをにぎっていると落ち着く

● 苦手な手触り・肌触り（ぐにゃぐにゃ・ざらざらがダメ、ちくちくで着られない服があるなど）・舌触り（もそもそ・ねちゃねちゃが嫌い、違う舌触りの食物が混じると気持ち悪いなど）がある

● 人に体を（突然）触られるのが嫌い

圧覚：体が締めつけられる感覚や平らなものに体を押し付けられる感覚

　例えば

● タオルケットにギューとくるまれたり、重いふとんやマットレスのすきまで体が圧迫されていると落ち着く

● 逆に、そういうのが我慢できないほど嫌い

31

視覚：視力とは別の、物を眺めるときの個性的なやり方・眺めたい品物の特徴

例えば

- 腹ばいで水平方向から・指のすきまから・横目でなど、品物の特別な眺め方を楽しむ
- 丸いもの・回っているもの・光るもの・特定の色のものなど、気になってつい見てしまうものや、見るのが好きなものがある
- まぶしいのが極端に苦手
- 蛍光灯やLEDライトなど、特定の光で頭が痛くなる

嗅覚：匂いに対する敏感さや鈍感さ

例えば

- 匂いに関する記憶力や匂いを嗅ぎ分ける能力が優れている
- ほかの人が気づかないような匂いに気がつく
- 嫌な匂いには、ほかの人よりも我慢ができない
- 匂いに気づきにくい

味覚：味に関するかたより

例えば

- 調理に使った醤油メーカーがわかるなど、味の違いに敏感
- みんなには人気がある味でも、我慢できないほど嫌な味がある
- 同じ味のものばかり食べたい
- 味を混ぜずに順番に食べたい
- 小さい頃から、子どもらしくない食べ物を好んだ（例えば、砂糖なしのコーヒー・ブルーチーズ・みょうが・塩辛など）

痛覚：痛みに関するかたより

例えば

- 痛みに強い
- 逆に（または同時に）、大げさといわれてしまうほど特定の痛みには弱い

平衡感覚（前庭感覚）：ぐるぐる回ったり上がり下がりするときの感覚のかたより

例えば

- すごく乗り物酔いしやすい
- 逆に、車や電車に乗って揺られているのがすごく好き
- ぐるぐる回っても目が回らない、一人でぐるぐる回るのが好き
- ブランコ・エレベーター・「高い高い（体を上げ下げしてもらう遊び）」などがすごく好き（だった）、またはすごく嫌い（だった）

感覚のかたよりの程度は状況で変化します

聴覚以外の感覚のかたよりの程度も、聴覚のかたよりと同じように、安心感や緊張の度合い・体調などの状況で変化します。

あなたは生まれたときからその感覚で生きてきたので、それが「かたよっている」と気づいていないかもしれません。

感覚のかたよりで困ることを減らす方法はきっとみつけていけます。まずは自分の感覚のかたよりを知ることから始めましょう。サポーターとの振り返りはあなたの役に立つでしょう。

2-2 体の使い方の苦手

　AS の人では体の使い方の苦手があることも多いものです。例えば、こんなことです。

- 歩き方が個性的といわれる、よろけたりころんだりしやすい
- スポーツが苦手（特定の種目だけは得意な人もいるようです）
- 歩いていて物にぶつかったり、物を落としたり、片づけようとした皿を何かに当ててしまったりしやすい
- 食べこぼしや飲みこぼしが多い
- 手先が不器用

　運動の苦手は、みんなからからかわれやすいし、人によってはとてもつらいものです。

　数学や英語では習熟度別クラス（自分にあった勉強ができる、科目ごとのクラス分け）で勉強できる学校が増えました。でも義務教育の体育では、全員が同じ運動課題に取り組まなくてはなりません。それもみんなが見ている前で。

　おとなになれば、自分のする運動は種類も程度もやり方も自分で選ぶことができます。子どものあなたにも、自分に合った運動で体を動かす楽しさや上達の喜びを知る権利があります。

　サポーターと相談し学校と話し合うことで、体育に関する嫌な思いを減らす方法がないかを一緒に考えていきましょう。

3 AS と同時にみられることの多い脳タイプ

脳のタイプ分けは「ASかどうか」だけではない

脳のタイプ分けは AS かどうかだけではありません。

例えば、利き手が右か左か、利き目（穴をのぞくときにどちらの目で見るか）が右か左かといったことも、脳のタイプによって決まります。

人間の血液のタイプ分けが ABO 式（A 型・B 型・O 型・AB 型）だけではなく Rh 式（Rh プラス、Rh マイナス）や MN 式（M 型、N 型、MN 型）など何種類もあるように、脳のタイプ分けも 1 種類ではないのです。

AS でみられることが多い、3 つの脳タイプ

それでは AS の人にみられることが多い 3 つの脳タイプについて勉強しましょう。
- ADHD（注意欠如多動症）
- 発達性学習症
- チック

脳タイプと書きましたが、ADHD や発達性学習症は診断名（p12）で、チックは医学的な現象（症状）の名前です（p40）。

ADHD・発達性学習症・チックには、ASD（診断名）に対する AS（脳タイプ名）のような、「診断がつくかどうかは別にして、特徴があること」を意味する用語がありません。

この本では ADHD・発達性学習症・チックという用語を脳タイプ名として使うことにします。

35

3-1 ADHD

ADHD とは

ADHD は、日本語では「注意欠如多動症」といいます。

ADHD とは、①注意困難、②多動と衝動性、の両方またはどちらか一方がある脳タイプのことです。ADHD は状況によってはとびきりの集中力が発揮できるなど長所にもなりますが、困りごとの原因になることもあります。

① 注意困難とは

- うっかりミスや計算間違いで損をしている
- 忘れ物やなくし物が多い
- 何かに熱中すると、ほかのことが目に入らない・話しかけられても気づかない
- 気が散りやすい（特に興味のないことや根気のいることで）
- 集中しなければいけないときなのにボーっと考えごとをしてしまうことがよくある
- 整理整頓の苦手（品物の管理の苦手）
- 予定忘れや宿題忘れ（情報の管理の苦手）
- いつものことなのに忘れてしまう（プリントを出し忘れる、シャツの裾をしまい忘れる、トイレのドアを閉め忘れる、など）

② 多動・衝動性とは

- 落ち着きがない
- 貧乏ゆすりや手いたずらなど、授業中座ってはいるが体のどこかが動いている

- 授業中のおしゃべりがとめられない
- 思いついたらすぐにやってしまう（「少しは考えてから動きなさい」とよく言われる）

ADHD はとても多い脳タイプです

ADHDはとても身近な脳タイプで、子どもの7.2％（研究によって0.1 ～ 10.2％）・おとなの2.5％がADHDの診断名をもつと報告されています[注1]。

そして、ASの人には一般人口よりずっと多い割合でADHDの特徴がみられます。私たちの調査では知的困難がないASDの人の60％に注意困難がみられました[注2]。

ADHDがある人は、いろいろなことに注意を向ける、エネルギッシュな人でもあります。

ADHDの豊かなエネルギーは、発揮の仕方のコツをつかめば、ASの特徴と同様に、人生を実り多いものにしてくれる原動力になります。

注1：American Psychiatric Association（原著）、日本精神神経学会（日本語版用語監修）、髙橋三郎・大野裕（監訳）『DSM-5-TR 精神疾患の診断・統計マニュアル』医学書院、2023年、p69

注2：Yoshida Y, Uchiyama T, "The clinical necessity for assessing Attention Deficit/Hyperactivity Disorder (AD/HD) symptoms in children with high-functioning Pervasive Developmental Disorder (PDD)," *Eur Child Adolesc Psychiatry* 13(5), 2004, 307-14.

3-2 発達性学習症

発達性学習症とは

　発達性学習症[注1]とは、知能指数[注2]に比べて（知能指数が平均〜平均以上なのに）①〜③の勉強のどれか（いくつか）がすごく苦手なことです。

① 文字を間違いなく覚えて書くことが苦手

　例えば

- 人の何倍も練習しないと漢字テストで平均点が取れない
- ちょっと書かないとせっかく覚えたはずの文字を人よりすぐに忘れてしまう
- いつも同じ書き間違いをしてしまう（左右が逆になったり、棒の数が多かったり少なかったり）

② 文字や文章を読むことが苦手

　例えば

- 一文字一文字の読み方を覚えられない
- 一文字ずつなら読めるが、かたまりごとに区切ってすらすら読むのが苦手
- 文章を読んで理解することの苦手が、ASのコミュニケーションの苦手では説明がつかないほど激しい

③ 計算が苦手

　例えば

● 数に関係することを考えると、頭がこんがらがってしまう

● 計算が苦手（うっかりミスではなくて計算の仕方がぴんと来ない）

発達性学習症も AS の人にしばしばみられます

　子どもの 5 〜 15％が発達性学習症の診断をもつと報告されています[注3]。

　日本の AS の人では、漢字の読みを覚えるのは得意な人が多いようですが、文字を書くことの苦手や、計算の苦手をもつ AS の人はめずらしくありません。

　発達性学習症は「怠けているから」と誤解されてしまうことがよくあります。サポーターと相談して一緒に対策を考えていくことが大切です。

注1：特異的学習症（SLD）、学習障害、LD と呼ばれることもあります。

注2：知能指数は人間の能力のごく一部を、多数派のやり方に合わせて開発した検査で数値化したものです。学校の勉強の進みやすさの一つの目安にはなりますが、それ以上の意味はありません。AS の人の暮らしやすさを決めるものでもありません。

注3：American Psychiatric Association（原著）、日本精神神経学会（日本語版用語監修）、髙橋三郎・大野裕（監訳）『DSM-5-TR 精神疾患の診断・統計マニュアル』医学書院、2023 年、p79

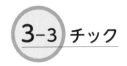

3-3 チック

チックとは

　チックとは、したいと思っているわけではないのに、勝手に体のどこかが動いてしまったり、声（音）が出てしまったりする症状のことです。例えば、まばたきを繰り返してしまう、首を曲げてしまう、肩を上げてしまう、咳払いを繰り返してしまう、声が出てしまうといったことです。チックを起こすかどうかも脳のタイプで決まってきます。

　チックと AS もよくセットでみられます。ASD の人の 80％ がある時期にはチックを示し、いろいろなチック症状を長く示している人の 20％ が ASD だったという報告もあります[注]。

注：クリストファー・ギルバーグ（著）、田中康雄（監修）、森田由美（訳）『アスペルガー症候群がわかる本―理解と対応のためのガイドブック―』明石書店、2003 年、p49

チックを精神的な疲れ具合のバロメーター（ものさし）にする

　聴覚過敏やこだわりと同じように、不安やストレスが高いとチックも増えてしまいます。

　この変動を利用して、チックを自分の不安や緊張、精神的な疲労のバロメーター（ものさし）にしている人もいます。つまり、チックが増えたら自分が自分に危険信号を出していると考えて、サポーターと原因や対策を考えるのです。

　AS の人は自分の精神的な疲れ具合に気づきにくいことも多いので、これはとてもいいアイデアです。

チックへの対策

　チックをとめることだけに集中すれば、その間だけはチックを
とめておけることがよくあります。でもそんなことに集中してい
たら先生の話も頭に入らないし、すごく疲れます。チックをとめ
ておこうといつも緊張していると、その場ではとめられても、か
えってチックが悪化してしまうこともめずらしくありません。

　チックは薬で減らすことができます。チック自体が目立って困
るという場合は担当の医師と相談するとよいでしょう。
　チックを減らす薬は不安を減らす薬でもあるので、チックが増
えてしまう原因になった不安感への効果も期待できる場合があり
ます。

　ただし、もし強い不安やストレスのためにチックが増えている
としたら、環境（暮らし方）を調整することが一番重要です。サ
ポーターと相談してみましょう。

脳のタイプ分類

　脳にはいろいろなタイプ分けがあることがわかりましたね。

　右ページは脳のタイプ分類のひとつの例を示した図です。

　あなたはこの図のなかでは、どこにあてはまりそうですか。
サポーターと一緒にお互いのタイプ分けを確認してみましょう。

　大事なことは、だれでも、必ず、この中のどれかひとつにあて
はまる、ということです。

　そして、同じ脳タイプでも、一人ひとりみんな違っていること
も忘れないでください。

　AS も ADHD も発達性学習症もチックも、あなたの一部にす
ぎないからです。

脳のタイプ分類の一例

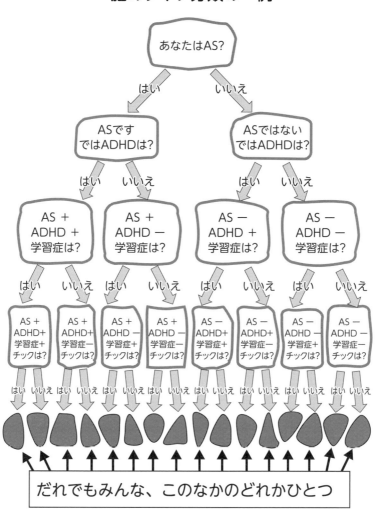

AS の人が知っておきたい「脳の一時的な不調」に関する知識

AS の人でもそうでない人でも、脳内の化学物質のバランスの崩れから一時的な不調になることがあります。少数派である AS の人の毎日はストレスに満ちていますし、体質的にも脳内の化学物質のアンバランスが起きやすいと考えられています。脳の一時的な不調には効果のある治療薬が開発されています。

「一時的な不調」の症状

脳の一時的な不調といってもいくつかのタイプがあります。うつ状態・不安症状・強迫症状などについて勉強しましょう。

うつ状態

うつ状態というのは、前向きな気分になれず、意欲が低下し、いつもほど判断力が発揮できなくなっている一時的な状態のことです。例えば、こんな症状です。

- なんとなく涙が出てくる、楽しくない、元気が出ない、イライラと怒りっぽい
- やる気が出ない（悪化すると大好きなはずの趣味もやりたくなくなる）
- 思考力（計算能力なども）が一時的に低下する
- 睡眠の問題（途中で目が覚めてしまう、朝早く起きてしまう、寝付けない、長時間寝てしまう）

- 食欲が落ちる（イライラして食べ過ぎる場合もある）
- 頭やおなかが痛いといった体の症状が出る場合もある

不安症状

- なんとなく毎日の生活に安心できず、落ち着かない
- 戦争や病気など特定のものが心配でたまらない
- 不安やそれに伴う体の症状が急激に強まるパニック発作[注]を繰り返す

　　パニック発作とは、例えば、こんな症状です。
　① 　急に不安でたまらなくなる
　② 　急にこんな症状が出る（どきどきする、胸が苦しい、息が苦しい、冷や汗が出る、体が震える、吐きそうになる、頭がフラフラするなど）

　不安症状が続いている状況では、睡眠や食欲の問題もしばしばみられます。

注：ASD の人が激しく混乱することをパニックと表現するのは日本独特の使い方です。ここでいうパニック発作は一般精神医学の用語です。

強迫症状

　強迫症状[注]も不安と関連した症状です。強迫症状というのは、やめたいと思っているのに思えば思うほどやめられなくなってしまう苦しいこだわりのことです。AS の人は普段からこだわりはもっているものですが、そのこだわりのために苦しい堂々巡りに入ってしまっているときには脳の一時的な不調が起きている可能性があるのです。

45

強迫症状というのは、例えば、こんな症状です。

● そんなことを考えるのはやめようと思うのに、繰り返し頭に浮かんできてしまう考え

● そんなことはしても仕方ないと思うのにやめられない行為（繰り返し手を洗う、鍵を何度も確認するなど）

注：「おどす」という意味の脅迫とは字が違います。

脳の一時的な不調と関連したその他の症状

うつ・不安・強迫以外にも、脳の一時的な不調と関連して周囲への著しい過敏さなどが生じることがあります。例えば、こんな症状です。

● 周囲の人が悪意をもっているのではといつも油断ならない気持ちでいる

● 自分の容姿（あるいは匂い）のせいでみんなから嫌われている（馬鹿にされている）ようだ

● 物音が不吉な合図のようで不安でたまらない

● 誰の声も聞こえないとみんなは言うけれど、悪口が聞こえてきてつらい

● 聴覚過敏やチックなど、もともとある症状がいつもより強くなってつらい

「一時的な不調」への対策

体の病気のときには安静にして体力を保ち、症状にあった薬を飲みます。脳内の化学物質のバランスが崩れたときも同じです。

① 精神的な休養

　まず精神的な体力を保つために疲れ過ぎない暮らしをしましょう。人に会うことはとても疲れるものですから、状況によっては医師の指示にしたがって学校を休んだり、外出を減らしたりすることも大切です。

② 適切な服薬

　そして自分に合った薬を早めに出してもらいましょう。薬は脳内の化学物質のバランスを整える作用をもっています。

　薬を飲むことは恥ずかしいことではありません。薬で化学物質のアンバランスが早く修正されるならばそれに越したことはありません。脳の一時的な不調を長期間耐えるためにエネルギーを使うことはもったいないことです。そのエネルギーは本来のあなたらしさを発揮するために使いましょう。

早く気づくことが大切、でも自分では気づきにくいことも

　脳の不調が起きていると、いつも以上に自分自身の状態に気づきにくいものです。

　よく眠れなかったり、ゆったりとした気持ちで過ごせないようであれば、サポーターと早めに相談してみましょう。そして、脳の一時的な不調が起きていると医師に判断されたら、指示に従って休養をとってみましょう。自分のことは意外に自分ではわからないものです。

パート ❷ アドバイス編

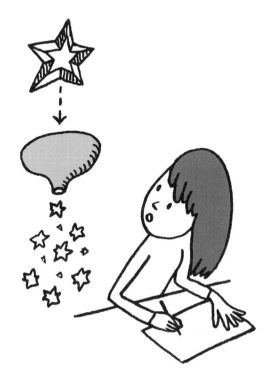

なぜ「特別な工夫」をするのか

　アドバイス編では、あなたの毎日が暮らしやすくなるような工夫について考えてみます。あなたにはなぜ「特別な工夫」が必要なのでしょうか。まずこの理由を確認することが大切です。なぜなら、この一番大事な部分を誤解している AS の人がたくさんいるからです。

あなたの感じかた・考えかた

　中学生の女の子が言いました。

　…幼稚園の時、おばあちゃんのお葬式で火葬場までついて行った。私は人間を焼く温度のことがずっと気になっていた。去年おじいちゃんのお葬式で火葬場について行ったとき、どうしても長年の疑問を確かめたくて、お父さんに質問した。そうしたらお父さんが係の人に聞いて私に教えてくれた。自分のことをかわいがってくれていたおばあちゃんやおじいちゃんのお葬式なのに、私は悲しむんじゃなくて何度で焼くのかを知りたがっていた。「ね、あたしってひどいでしょう？」

　彼女のご両親は AS らしい彼女の知識欲を受け止め、その場にいた誰ひとりとして彼女を非難しませんでした。でも、彼女はそんな自分をひどい人間だと思ってきました。

　彼女は少しもひどい子ではありません。科学者の心をもった子どもです。おばあさん・おじいさんを大切に思っていたことと、初めて見る火葬場の機械について詳しく知りたいと思う気持ち

は、全く別のことです。きっと火葬場の機械は、彼女のような科学者の心をもった偉人によって発明されたものでしょう。実際の彼女も優しい真っ直ぐな心をもった子どもです。

　多数派の場合は、親しい人の死に直面すると科学的な思考は停止してしまいます。でも少数派である AS のなかには、科学する心がその人への思いとは独立して動ける人もいるのです。科学する心が活発に動くあまり、その人への思いは後にならないと心に浮かばないことだってめずらしくありません。多数派の心の動きかたと少数派である AS の心の動きかた、それはどちらが正しくてどちらが間違っているという種類のものではないのです。

　別の小学 3 年生の女の子はこう言いました。本当に自分が思ったことを言うと、いつも嫌なことが起きる。だから自分はいつも 2 番目に思ったことを言う。自分は本音で生きることができない、にせものの人間なんだ、と。

　当時この子は自分が AS だとは知りませんでした。それなのに自分の感じ方は多数派とは違うということに気づき、多数派が受け入れやすい行動を取ってあげていたのです。なんというすばらしい洞察力と技術力でしょう。それなのに彼女はそのすばらしい技術を使うたびに、自分の感じ方は間違っていると悲しく思っていたのです。

あなたの存在は「間違い」ではない、「少数派」なだけ

　あなたは AS の特徴のためにさまざまなトラブルに巻き込まれることがあるでしょう。トラブル続きの暮らしはあなたにとっても周りの人にとっても避けたいものです。だから、あなたはいろいろな工夫をして新しい技術を身につけていこうとしています。

　お葬式では科学的な質問はしないようにするだろうし、AS ら

しい自由な発想の発言は信頼できる相手にだけ話すという方針にするかもしれない。すばらしい工夫です。

　ただ、忘れないでください。「特別な工夫」が必要なのはあなたが間違っているからではありません。AS らしい感じ方や行動パターンだって「正しい」のです。たまたまこの地球では少数派だというだけなのです。

　あなたは、何かのにせものではないし、間違った何かでもない。多数派と同じように感じる人になろうと考える必要なんてないのです。火葬場で「この機械の中は何度だろう」「燃料はなんだろう」と思う気持ちを捨てる必要はないのです。それをその場では言わないという工夫さえあればいいのです。

　暮らしやすくなるための勉強は必要です。でもそれはあなたたちが「正しい」やり方を知らないからではありません。あなたたちは「多数派の」やり方を知らないだけなのです。

「特別な工夫」を考える

　特別な工夫を考えたり実行するときに役立つ、3つの原則を
覚えましょう。

原則 1：治すんじゃなくて、生かす
　聴覚過敏（p29）を例にして考えてみましょう。
　あなたは聴覚過敏のために、教室のざわめき、電車や街の雑踏
などをとてもつらく感じるかもしれません。聴覚過敏のある人は
大脳での音の情報処理が大多数の人とは異なっているために、書
いてあればわかる内容でも話しかけられると混乱してしまうこと
も多くあります。こうして考えると、聴覚過敏は確かにあなたに
不利益をもたらす可能性があります。
　でも一方で、音を聞き分ける高い能力はあなたに特別な楽しみ
をもたらすかもしれません。絶対音感をもっている人もいるし、
細かな音質の違いを認識する能力を職業的に生かしている人もい
るでしょう。エリック・サティなど何人もの作曲家がその生活ぶ
りや小さい頃の様子から AS を疑われています[注]。
　「三つ組」の特徴だって同じです。AS の子どもの両親が「三つ
組」の特徴を少しもっていることはめずらしくありませんが、そ
ういうおとなはまさにその「三つ組」のおかげで人生を実り多い
ものにしていることがあります。引き受けた仕事に対する強い責
任感、好きなものへの情熱・集中力・知識欲、発想のユニークさ、
自分の信じることを貫き通せるマイペースさ・物怖じのなさ…。

あなたのお父さんやお母さんはどうですか？

　AS の特徴は「退治すべき悪いもの」ではありません。あなたの大切な長所でもあるのです。

注：前掲『アスペルガー症候群がわかる本』p129

原則 2：治すんじゃなくて、補う

　AS の特徴があなたの大切な長所だとしても、そのために暮らしにくさが生じているとすれば、対策は立てたほうがよいでしょう。その努力は大切です。

　例えば聴覚過敏という脳の特性そのものは変わらなくても、耳栓やノイズキャンセリング・イヤホンで苦手な音を聞こえにくくすれば、うるさい場所にも出かけられるかもしれません。脳での音の処理能力は不安や緊張の影響を受けますから（p30）、予定を確認して安心することで苦手な音をやりすごす力を高めるといった方法も有効です。こういう工夫で実際上の不都合は減らしていけます。

　あるいは急な予定の変更は苦手だとしても、自分の手帳の予定どおりに行動すれば安心という習慣が身につけば、あなたは予定の変更で混乱しなくなるでしょう。変更が起きたら、自分で予定表を書き直して、何度でも見直して新しい予定を自分の心づもりにすればいいのです。

　「趣味に関する 5 つのトラブル」（p65）で、「治すんじゃなくて、補う」いくつかの具体的なアイデアを紹介しました。実際の工夫は一人ひとりに合わせて作る必要があります。ぜひあなたの困っていることに関しても、サポーターと相談してみてください。補う工夫はみつけ出す価値のあるものです。

原則3：経験は計画的に積む

　補うことばかり考えなくてもたくさん経験を積んで練習すれば苦手そのものがなくなるのではないか。そう言う人もいます。

　私はやみくもにたくさんの経験を積んで練習するというプランに反対です。特に人とのかかわりやコミュニケーションに関してそういう方針を強制され、失敗を重ね、とことん自信をなくし傷ついた子どもたちにたくさん会ってきました。そういう子どもたちの苦しみはことばでは言い表せないほどのものです。

　あなたは既に十分な努力をしています。多数派の子どもたちが味わっていないつらい経験に耐えてきました。今うまくいっていないことがあるとしてもそれはあなたの努力が足りないのではありません。

　経験を積むことはもちろん重要です。ただし経験の積みかたには計画性が必要です。ただ経験の分量だけを増やすという考えでは、傷つくばかりで、成果があがりにくいものです。

　「練習の手順」を参考に、あせらず積み上げていきましょう。

練習の手順

① 今の自分に合った練習から始める

　　例えば、あなたは「休み時間に友だちとおしゃべりが上手にできるように練習したい」と思っているとします。でも、いま本当にあなたに必要なことは「一人で満足して休み時間を過ごす方法をみつける」練習と「あなたと話が合う人に出会いそうな場所をサポーターといっしょに探す」努力のことだってあるのです。

　　今なにを練習すべきなのかを間違えると、苦しいばかりで、成果があがりにくいものです。あなたの暮らしにくさを減らす

55

ためになにから始めたらいいのかはとても重要です。サポーターとよく相談して決めましょう。

② 練習はまず知識から

AS の人は、多くの情報のなかからどれが重要で、どれは気にしなくていいのかを判断することが苦手です。だから、実際の場面を経験しても、「なぜこの人はうまくいって、自分はうまくいかなかったか」のキーポイントを見つけること自体が困難なのです。

まずはあなたが取り組もうとしている技術に関して、「うまくいくことの多いルール」「言いかたの見本」「してはいけない行動の見本」「相手の反応を判断するためのサイン」などを具体的に書き出して知識としてたくわえることから始めるといいでしょう。そのためにはサポーターの手助けが必要です。

実践では、その知識を今使うべきか、今は使いどきでないかの判断が最も重要なので、知識をもったからすぐ実践力があがるというわけではありません。でも、もちろん知識はないよりもあったほうがよいものです。

③ 観察と推理の練習

実際に人とやり取りしているときには、自分の今言ったことや今した表情をビデオみたいに再生してチェックすることはできません。クラスでのやり取りの最中は気持ちにも余裕がないものです。だから本当の暮らしのなかでの練習は意外と学びにくいものです。

まずは４コママンガやドラマやアニメのビデオなどを使って、観察と推理の練習をしてみましょう。なぜあの発言にあの

返事をするのか、登場人物は表情や身振りで何を伝えようとしているのか、登場人物が怒った理由、泣いた理由、笑った理由、ストーリーの面白みなどを考えてみるのです。多数派のメッセージの出し方（話しことばや表情・視線・身振りなど）や、多数派の感じ方や考え方を推理するというクイズに挑戦するわけです。

　この推理クイズには②で学んだ知識が役に立つはずです。

　あなたが多数派と同じ感じ方になる必要はないけれど（例えば、面白くないものは面白くない）、多数派はこんな冗談が面白いんだと知っていれば、みんなが笑ったときにその笑いの意味をわかってあげられます。こういう技術があると、あなた自身の不安を減らすことができます。また、多数派の伝えたいことの受け取り違いも減らしていけますし、どんなふうに振舞えば多数派に納得してもらいやすいかもわかります。この勉強にもサポーターの協力が必要です。

④　お試し練習（小人数グループでの練習）

　知識だけをたくわえても実践力が向上するわけではありません。②や③で勉強した知識や技術は、まずは失敗しても居場所がなくなったりしないような安心できるグループで試してみましょう。

　失敗してもやり直しの効くグループとは、例えばこんなグループです。

● 通級指導教室や療育グループのような練習のために設定されたグループ

● 家族や親しい親類同士のようなあなたを応援してくれているグループ

57

⑤ 実地練習（実際の暮らしのなかでの練習）の機会を選ぶ

　技術を磨きたいからといって、そしてそのことについて知識ももったからといって、いつでも実地練習をするといいわけではありません。あなたの精神的・肉体的体力に余裕がないときや苦手な相手に誘われたときなどには、「実地練習のチャンスかもしれないけれど、今回はやめておく」という決心ができることも大切です。

⑥ 実地練習をする場合は予習が大切

　実地練習をする場合は予習をおすすめします。

　例えば、あなたが初めて同級生と映画を見に行くとします。待ち合わせ場所が近所でないならば、電車での行き方を事前に調べておきましょう。おとなの付き添いなしで映画館に行くこと自体が初めてならば、「一人のつもり」でおとなと映画館に行って切符の買い方やトイレの場所などを確認しておくのもいいかもしれません。見たかった映画が大人気のものなら、満席で入れなかった場合にはどうしたいかも、自分なりのプランを一つもっておくといいでしょう。

　ただし、予習はあくまでも予習です。実際の状況ではあなたの決めておいたとおりには進行しないこともよくあります。自分の予想は変更になる可能性がある、そのとき混乱しそうになったらこうやって対処しよう（深呼吸をする、持参したリラックスグッズを触る、「〇〇に変更になった。でも大丈夫」とスマートフォンを使って文字にして確認する、親に送信し気持ちを区切る、など）と準備することも大事な予習です。

「練習の手順」の例

「特別な工夫」の原則や練習の手順をより一層理解してもらうために、３つのトラブルへの工夫の例を示します。ここに示したのは３つともコミュニケーションに関連したトラブルですが、コミュニケーション以外のトラブルに関してもこれらの原則や練習の手順は役に立つことでしょう。あなたの困っていることに関してもサポーターと一緒に考えてみましょう（「趣味に関する５つのトラブル」（p65）でも別の例をあげてあります）。

① 電話が苦手

電話だと聞き取りにくくて、何度も聞き返してしまう。聞き返すのが嫌だからよくわからないままになってしまって、うまく伝言できない。とっさに言葉が出なくてドキドキしてしまう。こんな相談を中学生からときどき受けます。

コミュニケーションの特徴からいって、AS の人が電話を苦手に感じても不思議ではありません。また、人によっては聴覚のかたよりのために特定の音質（電話のような機械を通じた人の声）が聞き取りにくい場合もあります。では、どんな工夫が考えられるでしょう。例をあげてみます。

（1）電話だと話が聞き取りにくいことを家族に知っておいてもらう

（2）留守番電話にしておいて、出ないで録音する（家族からだったら出る）

（3）メールやファックスで連絡を取る技術をもつ

（4）イラストのようなメモを電話のそばに貼っておき、電話に出たときは「もしもし、吉田です」「○○が戻りました

らこちらから連絡させますので、お名前と電話番号を教えてください」とそのメモを見ながら相手の名前と電話番号を確認する

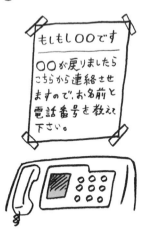

（5）最初と最後に言うべきセリフをメモにしておいて、こちらから電話をかけてみる（「もしもし、1年2組の吉田です。夜分すみませんが、タカシくんをお願いします」「教えてくれてありがとう。じゃ、おやすみ」）

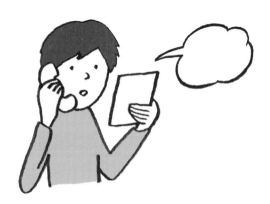

（6）家族や安心できる相手とは、あるいは体調がよくて気持ちに余裕のあるときは、電話で話してみる

（7）電話でやり取りすることが多い職業にはつかないようにする

　（1）（2）は今の自分に合った練習をする（練習の手順①）ための工夫です。こういう工夫は苦手から逃げ出すずるいやり方だと誤解されてしまうことがありますが、実際上の不都合を避けることはとても意味のあることです。今無理に挑戦しても失敗ばかりになりそうだと判断したら、その練習を先に延ばす（優先順位をつける）のはとてもよい決意です。

　（3）（4）（5）は「治すんじゃなくて、補う」工夫です。また、（4）（5）は知識をもって（練習の手順②）計画的に予習して実地練習する（練習の手順⑤⑥）という「経験は計画的に積む」工夫でもあります。

　（6）のように自分がどんなときに練習しやすいコンディションになるかを上手に判断できるようになること（練習の手順⑤）も大切な技術です。

　そして、（7）のように自分に合った人生を選べるようになることは、あなたがあなた自身のサポーターになるためにも重要な技術です。

② ことばの行き違い

　AS の人ではことばを正確に使いたいと願っている人がたくさんいます。でも、ことばは辞書に書かれていないような使われ方をすることがよくあります。ことばに関して厳密な AS の人だからこそ、ことばの行き違いトラブルに巻き込まれてしまうことがあります。

61

その一つに「ごめんね」ということばに関するトラブルがあります。例えばこんなトラブルです。

相手「痛い！　ぶつかったのになんで謝らないの！」

あなた「だって私はわざとぶつかったんじゃないから、謝る必要ないでしょ」

　「ごめんね（ごめんなさい）」ということばは、確かに間違ったことをしたときや悪いことをしたときに使われることばです。辞書にも「あやまち（＝間違い）・非礼（＝失礼）をわびる言葉」と書かれています（『広辞苑（第七版）』岩波書店）。

　でも実際の生活では「ごめんね」ということばは、間違いや悪意や失礼な気持ちがなくても使われます。相手が嫌な思いをするきっかけを作ってしまったときにも使われるのです。つまり「あなたに嫌な思いをさせたことは自分にとっても残念だ」という使い方です。だから、ぶつかってしまった子どもは「きみが痛い思いをする原因を作ってしまって、ぼくも残念」という意味で「ごめんね」と言えばよかったのです。

　この知識をもつだけでも、「ごめんね」ということばに関するトラブルをずいぶん減らせます。「練習はまず知識から」です（練習の手順②）。この知識をもってテレビドラマやクラスのほかの子どもの様子を観察すると、「あーなるほど」と思う場面に出会うでしょう（練習の手順③）。あなたも「ごめんね」の新しい使い方に挑戦してみましょう（練習の手順④⑤⑥）。

　とっさに「ごめんね」と言えないのは気持ちの切り替え、つまり「三つ組」の３番目の特徴（p27）とも関係しています。だから、知識だけですべてが解決するわけではありませんが、知識があればお互いが不愉快な思いをすることはずっと減らせるはずです。

③ ボディランゲージの誤解

　行き違いが起きるのは話しことばだけではありません。視線や表情、体の位置や向きなどでの行き違いもよくあります。

　診察のときにイスの背もたれに肘をかけて上半身をそらして話をしていた中学生がいました。隣に座ったお母さんが「まあ、失礼よ」と注意したら、その子は「え？　どこが失礼なの？」という表情をしました。あなたはこのお母さんがなぜ「失礼よ」と言ったのかがわかりますか？

　上半身をそらす姿勢は「ふんぞり返る」とも表現され、威張って相手を見下すときや怒っているときに、その気持ちの表れとして使われるボディランゲージ（体での気持ちの表現）です。ふんぞり返る姿勢は威張る気持ちや怒りを意味するということに、多数派ではコミュニケーションのルールとして決まっているのです。

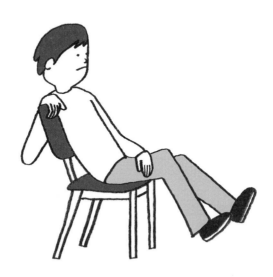

診察で「ふんぞり返っていた」中学生は、実はふんぞり返っていたわけではなく（上半身をそらしたかったわけではなく）、楽だから肘を背もたれに乗せていただけだろうと思います。彼はその姿勢がどんな印象を相手に与えるかの知識がなかったので、お母さんに注意されて驚いたのですね。

　こういうボディランゲージの意味を勉強することも、あなたが誤解を受けないために、相手に嫌な思いをさせないために、とても役に立ちます。

　AS の人のなかには、上半身を支える筋肉が不器用で体がグニャグニャしやすい人がいます。そういう人がじっとしているためには、背もたれに肘を乗せているほうが楽です。例えばさっきの子どもがそういうタイプだったとしても、知識さえもっていればいろいろな工夫ができます。

　背もたれより肘掛けに寄りかかったほうが失礼に見えないかもしれません。3 分間くらいだったら姿勢を保つことだけに集中して寄りかからなくてもピンとしていられるかもしれません。背もたれに寄りかかるときに「失礼な姿勢ですみません。このほうが体が楽で話に集中できるものですから」と一言断れば、誤解が防げるかもしれません。

　姿勢の不器用は直せなくても、暮らしにくさは減らしていけるのです。「まずは知識から」です（練習の手順②）。

　ボディランゲージについて覚えた知識は、テレビドラマで「観察と確認の練習」を行えばより一層理解できます（練習の手順③）。「お試し練習」であなたのボディランゲージがどう見えているかを周りの人から教えてもらうことも役に立つでしょう（練習の手順④）。ボディランゲージに関しても「特別な工夫」によってトラブルは減らしていけるのです。

64

趣味に関する5つのトラブル

　ここでは趣味に関するトラブルを例にして「特別な工夫」の立て方を示します。悩みの内容や工夫の仕方は、同じ AS の脳タイプだといっても一人ひとり違うものです。あなたに合った工夫はサポーターと一緒に考えてみてください。

AS の人は趣味の世界を楽しむ力が高い人たちです

　趣味を楽しめることはすばらしいことです。趣味はそれ自体が人生を豊かにしてくれるだけでなく、人付き合いでの疲れを癒してくれたり、人生に挑戦するためのエネルギーをもたらしてくれます。

　趣味の中身は人それぞれです。列車・飛行機・パソコン・鉱物・化石・人体・歴史・読書…あげればきりがないほどです。自分の趣味に気づいていない人もいます。「買い物をするなら絶対ダイエー注」「ダイエーを発見すると楽しい気持ちになる」…それならあなたの趣味は「ダイエー」です。学校の勉強やクラブ活動に熱中するという人もいます。それもりっぱな「趣味」です。何かについて詳しく知りたい、みんなより多くの時間をかけている、それをしていると気持ちが落ち着く・楽しめる、そういったものは全部大切な趣味だと言えます。

注：ダイエーとは、スーパーマーケット・チェーンの名前

趣味に関連して起きがちなトラブル

　でも趣味に情熱を傾けられるASの人だからこそ起きがちなトラブルもあります。例えばこんなことです。

【トラブル1】「いつもその話ばっかり」とうんざりされる
【トラブル2】「そろそろやめなくちゃ」とわかっているんだけどやめられない
【トラブル3】趣味にばかり時間をとられて宿題が終わらない
【トラブル4】趣味にお金を使い過ぎる
【トラブル5】「自分の世界にこもっていないで」「もっと友だちを作りなさい」と言われてしまう、自分でも迷う

　こうしたトラブルを減らす工夫について考えてみましょう。

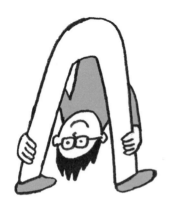

トラブル 1
「いつもその話ばっかり」とうんざりされる

　こんなコメントを言われたら、あなたは傷つきます。相手につまらない思いをさせたかもしれないと思うとつらくも感じるでしょう。相手に「うんざり」と思われる状況が繰り返されると、居心地が悪くなっていく危険性もあります。
　「いつもその話ばっかり」と言われない工夫をすることは大切なことです。そのために重要なのは、「誰に、いつ、どのくらい、趣味の話をするか」を見極める技術です。

相手があなたの趣味の話を聞いている理由
　誰かがあなたの趣味の話を聞いてくれたとき、相手の気持ちには少なくとも３つの可能性があります。
１）その人も本当にその事柄に興味がある。
２）あなた自身に興味がある・あなたを大切に思っている。だからあなたの話を聞きたい。
３）役割・礼儀として、聞かなくちゃいけないから聞いている。

　この３つのどの理由で聞いてくれているのかを正しく判断できれば、いつ、どのくらいの長さ、話していいかは判断しやすくなります。

例えば、あなたの家族
　あなたがアンモナイトが好きだったとします。家族もアンモナ

イトの話を聞いてくれたり、伊豆アンモナイト博物館に付き合ってくれたりします。

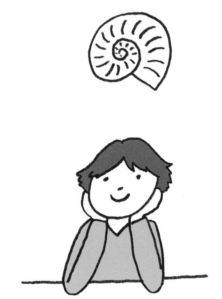

この場合、2つの可能性が考えられます。

可能性1：本当にアンモナイトが好き

　おー、なんてラッキー。
　実は、お父さん（お母さん）と子どもが共通の趣味をもっていることはめずらしくありません。同志は身近にいたのですね。
　でも注意！
　このパターンの場合、趣味にかける時間・空間（コレクションの置き場所）・お金にきちんとルールを作らないと、ほかの家族がとても暮らしにくくなります。

可能性 2：あなたの興味のあることを聞いてみたい。または、あ
　　　　　なたがうれしそうに話すのを聞いているのがうれしい

　あー、なんて幸せ。

　あなたはそんなにも大切に思われているのですね。

　相手に本当は興味がないとしても、この行為は嘘ではありません。あなたへの好意です。

　でも注意！

　いつも顔を合わせている家族であればなおのこと、いつなら話していいか、いつまで話していいかを確認しましょう。相手の都合を尊重することが、相手の好意に応えることになります。

例えば、同級生

　この見極めはとても難しいものです。なぜかというと、3つの理由のすべての可能性があるだけでなく、同じ人が時にはあなたに関心があるから聞いていたり、時には聞くべき状況だから我慢して聞いていたりするからです。

　相手がどの理由であなたの話を聞いているのかは一瞬ごとに移り変わっていくものです。その変化を見極める技術を使いながら趣味の話を楽しもうと考えることには賛成できません。なぜなら、これは AS の人にはとても苦手なことなので、こんな気持ちで趣味の話をしていても疲れるばかりで楽しくないからです。

　失敗できないと思う人を相手に（緊張する！）、趣味の話で（話し出したらとめられない！）、相手の反応を見極める技術を練習しようとするのは得なやり方ではありません。もっと安全な状況で計画的に練習しましょう（練習の手順 p55）。

　次のおすすめプランでも趣味の話題に関するトラブルは減らしていけます。

おすすめプラン①：本当にアンモナイトが好きな人を見つける

　まずは、本当にアンモナイトが好きな人を見つけ出し、アンモナイトの話はその人たちとだけするというプランをおすすめします。

　ところが、共通の趣味をもつ友だちが偶然あなたのそばにいる確率は家族のなかに共通の趣味をもつ人がいる確率よりずっと低いものです。同級生のなかにあなたと同じような「アンモナイト好き」を見つけるのはとても難しいでしょう。

　その趣味のために集まっている同好会に参加して見つけることが最も成功率が高いと思います。アンモナイトが好きな人とめぐり合うためには、博物館や日本古生物学会の催しに参加するとか、鉄道だったら鉄道研究会に入るなどの方法が考えられます。

　受験する学校を決める前に、その学校には自分の趣味に合ったクラブや専門分野があるかどうかを調べる人もいます。逆に、趣味の関係と学校の関係が重ならないほうが、もしどちらかで居ごこちが悪くなったときにもいっぺんに居場所がなくならないから安全だと考えて、学校以外の場所に趣味の同好会を探す人もいます。いずれにしても、自分の趣味が生かせそうな場所を探すという発想は重要です。一つのことに熱中できる AS の脳タイプを生かすという意味でも、共通の趣味をもつ人と出会う可能性を高めるという意味でも。

おすすめプラン②：同好会以外で自分から趣味の話をするのは慎重に

　趣味の話題が出たら、「私が興味をもっているのは化石」と話す程度にして、あとは相手が聞いてきたときに質問に答えるくらいがいいと思います。

日頃の生活を一緒に過ごす同級生と趣味の話ができたらどんなに楽しいだろうと思う気持ちはもっともです。でも思い出してください。あなたと同じくらいアンモナイトの話をしたいと思っている人が偶然同じクラスにいる可能性はとても低いのです。

おすすめプラン③：胸を張って趣味を楽しむ

　自分から趣味の話をしないという工夫を実行するのは、不愉快なトラブルを避けるためです。あなたの趣味が隠すべき恥ずかしいものだからではありません。あなたが興味を引かれていることがほかの生き物をおびやかすものでない限り^注、どんなユニークな趣味でも恥ずかしいと思う必要はありません。友だちや家族・親類にあなたの趣味（例えば「アンモナイト好き」）を知らせておくと、情報を教えてくれたりプレゼントをくれるときの参考にもしてくれます。

　あなたがその趣味をもっていること自体をからかう人は、あなたの友だちには向いていないと思います。

注：もしあなたがほかの生物を傷つけるような行為にひかれている場合は、あなたは強い刺激がないと心が癒されないようなつらい毎日を過ごしてきたのかもしれません。サポーターを見つけて（p85）相談しましょう。あなたがリラックスできる趣味を手に入れ、この先も味わい続けられるために。

71

トラブル 2

「そろそろやめなくちゃ」とわかっているんだけどやめられない

　この相談もとても多いものです。のめり込めてこその AS ですから。予定どおり趣味を終えるためにも特別な工夫が必要です。

おすすめプラン①：まずは終えることの苦手を自覚することが大切

　つまり、もしあなたがマンガ好きなら「ほんの 5 分間だけマンガを読もう」なんていうことは最初から考えないことです。

おすすめプラン②：「終える」ことより「始めることを我慢する」
**　　　　　　　　　　ことを選ぶ**

　終えることの苦手を自覚できれば、それだけでもいくつかのいい方法が見つかります。

　「始めることを我慢する」ほうが「終える」よりもまだ成功しやすいものです。つまり、試験の前にはマンガ自体を買わない、趣味のものは見えないところにおいて誘惑されないようにするといった工夫が有効です。

　また、趣味はコマ切れで何度もするより、少しまとめてするほうが「終える」という難問に取り組む回数を減らすことができます。1 日に何度も本を開いたり、インターネットを見たりするよりも、その日の勉強を終えた後に見るとか、週末にまとめて楽しむといった工夫が有効です。

おすすめプラン③：終えるための工夫をしてみよう

　例えば、1時間マンガを読むとしたら、好きなテレビ番組の1時間前から読み始めるのはとてもよい工夫です。趣味を終えることの困難を自覚して「この区切りなら終えられそう」という活動の前にもってくるわけです。なにがあなたにとって趣味を区切る力をもつのかを探していきましょう。それがみつかれば、1日の中で勉強を配分するときにも役に立ちます。

　タイマーを使って自分にチャイムを鳴らす、お母さんに声をかけてと頼んでおく、といった終わりを思い出す工夫も試してみましょう。

　声をかけるお母さんも、かけられるあなたも、腹を立てないことが大切です。叱るために声をかけるのではありません。相手の耳に確実に届くチャイムとして声をかけるのです。特に声をかける側は、このことを忘れてはいけません。

トラブル 3
趣味にばかり時間をとられて宿題が終わらない

　時間を上手に配分するのは、とても重要で、とても難しいものです。なぜなら、好きなことにのめり込むことができてこそのASなのですから。でも、時間の使い方のコツがわかると格段に暮らしやすくなります。ぜひ一人だけでがんばるのではなく、サポーターと取り組んでみましょう。

おすすめプラン：サポーターと練習して時間を割り振る技術をもつ
　時間を上手に割り振るためには3つの作業が必要です。
作業1：いつまでの宿題がどのくらいあるか覚えておく（宿題を管理する）
作業2：自分の時間がいつどのくらいあるのか確認しておく（時間を管理する）
作業3：割り振りをする

　時間を上手に割り振る技術には、先を予測する技術や、全体を考えながら一つひとつの事柄にかける時間を考える技術や、自分の能力を判断する（どのくらいで終えられそうか判断する）技術が関係しています。どれもASの人にとって簡単ではありませんが、サポーターと取り組んでいけばだんだんコツがわかっていきます。
　また、時間を割り振ることが苦手なのは、ASの特徴だけでなく、ADHDの特徴にも関係します。
　資料1に時間の割り振り方の具体的な方法をアドバイスしま

74

した(p104)。サポーターと練習するときの参考にしてください。
　ASやADHDの脳タイプの人のなかには、時間を割り振るという練習課題が世の中にあるということにさえ気づかずに暮らしている人だってたくさんいます。今すぐには上手に割り振りができなかったとしても、時間を割り振る技術をもとうと決心しただけでも、あなたは一歩前進したのです。

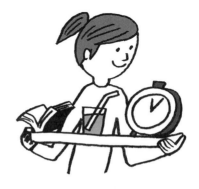

トラブル 4
趣味にお金を使い過ぎる―おとなになったときの問題―

　お金のことは、お小遣いをもらって暮らしているうちはあまり問題になりません。でも、将来一人暮らしをしたり就職して自活するようになったときには、とても重大な問題になります。

　お金の配分を決めるのは、時間配分を決めるステップと似ています。
作業１：使えるお金を調べる
作業２：使いたいお金・定期的に使うお金（例えば毎週買うマンガ代）を調べる
作業３：使えるお金と使いたいお金のバランスを考える

　子ども時代はお年玉など臨時収入の比率が高いこともあり、お金の出入りが不定期です。家庭によってお小遣いに関する方針も大きく異なります。
　子ども時代からお金の使い方が問題になっている場合は、もちろん作業１・２に取り組み、サポーターと作業３をしてみるのもいいでしょう。
　今お金のことがはっきりとしたトラブルになっていないなら、実際に自活するようになってから改めてサポーターと取り組むほうが技術を磨きやすい場合もあります。

トラブル 5
「自分の世界にこもっていないで」「もっと友だちを作りなさい」と言われてしまう、自分でも迷う

　周りのおとなや同級生にこう言われたり、あなた自身が迷ったりすることがあるかもしれません。

　時間やお金の配分ができないとしたらそれは問題ですが、趣味の世界を極められること自体は長所です。こんな表現に惑わされないでください。

　確かに AS の人のなかには友だちができないことを悩んでいる人も多くいます。人とのかかわり方の特徴は、AS なら必ずみられる「三つ組」の一つですから。

　ここでは「友だち」に関する基本的なとらえ方を整理してみましょう。サポーターと相談するうえでの参考にしてください。

友だちをもつということ

　同級生同士が楽しそうに笑い合ったりしているのを見ると、自分もあんなふうに楽しい時間を過ごしたいなあと思う人がいるかもしれません。

　ただし多数派のしきたりでは、相手にあなたの趣味（例えばアンモナイト）の話を熱心に聞いてもらうということは、あなたも相手の趣味（例えばあなたが全く関心のないテレビドラマ）の話を熱心に聞くということです。相手の気持ちの変化を共有しながらグループに参加するということです。あなたがしたいことに付き合ってもらうということは、あなたも予定を変更して相手の誘いに付き合うということです。

本当にそれがあなたのしたいことでしょうか？

多数派のしきたりに従った「友だち付き合い」は、AS の特性に合わないことも多いものです。あなたに合った「友だち付き合い」の仕方を考えてみましょう。

「友だちはたくさん作ろう」というスローガン（標語）に惑わされないで

おとなの場合は、仕事の時間や家族との時間、自分自身を磨くための時間を除いたら、友だち付き合いのために人生で使える時間やエネルギーには限界があることがわかっています。友だちの数が多い人は「顔が広い」とか「社交家」という評価は受けますが、そうでない人も「家族との時間を大切にしている人」「自分の時間を大切にしている人」という評価を受けます。これは、どちらがすばらしくて、どちらが恥ずかしいというものでもありません。

でも子ども時代は友だちの数が多いことだけが立派なことのように思い込まされています。同級生みんなと「友だち」になることは不可能です。その必要もありません。

生活全般に広く浅くかかわる友だちが 100 人いるのと、趣味の世界を心から共有できる友だちが 1 人いるのと、どちらが豊かな人生だと感じるかは人それぞれです。

生きていくために必要な人とのかかわりはもちながらも、友だちを求めずに満足して暮らしている人たちももちろんいます。

どの暮らし方が価値が高くて、どの暮らし方が恥ずかしいという問題ではありません。その人らしくあればいいのです。

もちろん、お互いが快適に過ごせる技術をもつことは大切です。そのための工夫はサポーターとともに開発していく必要がありま

す。でもそれは友だちを作る（あるいは誰かに友だちとして選んでもらう）ためではありません。あなたと同級生の、それぞれが穏やかに暮らす権利を守るためなのです。

子どもの特徴

　趣味も一緒、勉強も一緒、休みの日に出かけるのも一緒、それでこそ友だちとよくいわれます。本当にそうなのでしょうか。

　おとなの場合は、映画好きな人でも会社の人と一緒に映画を見に行く人は少ないでしょう。社員旅行以外に個人的に一緒に旅行に行く同僚という間柄もめずらしいでしょう。仕事も趣味も生活パターンも一致する相手なんてそうそういるものではないからです。だから、仕事は仕事、趣味は趣味、生活は生活と、すること（領域）ごとに相手を分けて付き合っているのです。

　では、どうして子どもでは、なんでも一緒の友だちがめずらしくないのでしょう。それもたまたま同じ学校に通っている子ども集団のなかにその相手がいるなんて、どうしてそんな不思議なことが起こるのでしょうか。

　それはおそらく、子どもはどの領域に関しても「極め度合い」が低い（＝未分化）からです。例えば、趣味だって「これだけを極めたい」というほどの対象にめぐり合っていないことが多いし、極める力も乏しいのです。だからほかの子どもの趣味にも活動にも興味がもてるのです。もちろんこの特徴は柔軟性が高いという表現もできるでしょう。AS でない人の特徴も、AS の特徴と同様に、短所でもあり長所でもあるわけですから。

　言ってみれば、AS の子どもは、おとなの「極め度合い」をもっているのに、ずっと低い「極め度合い」の生活を期待されているのです。

79

おすすめプラン①：すること（＝領域）ごとに相手を変える

　ASであるあなたには、まずは領域ごとの相手をもつことをおすすめします。同級生とは勉強の時間を共有する、趣味は同好会の仲間と楽しむ、外出は家族（親類）と楽しむ、といった付き合い方です。何度も繰り返しになりますが、極め度合いの低い同年齢の子ども集団のなかにあなたと趣味を共有できる相手がいる可能性はとても低いのです。

　こうした領域ごとの付き合いには、一緒にいるときにその相手とすべき行動や枠組み・役割などがわかりやすいというメリットもあります。この友だちに会うときは前置きなしでアンモナイトの話題で盛り上がっていいんだと思う付き合いは、とてもリラックスできることでしょう。

　そしてもちろん、こういう「領域ごとの友だち関係」は「なにもかも一緒の友だち付き合い」より劣ったものではありません。

　また、「領域ごとの友だち付き合い」を続けていくなかで、お互いが混乱しないスピードで、お互いが不愉快でない範囲まで、付き合いの領域が広がっていくこともあります。それはそれでよいものです。

おすすめプラン②：ASのよさを味わう能力のある人と付き合う

　ASのよさはなかなか子どもには理解できないものです。あなたが友だちに出会うのは、もっとおとなになって、自分の趣味を生かせる場所に出向いていけるような年齢になってからかもしれません。本当にあなたのよさをわかってくれる人に出会うまではあわてないほうがいいでしょう。「友だちになってやるよ」と近寄ってくる人はたぶん友だちではありません。

　友だちというのは同年代であるはずという思い込みもよく聞か

れます。でもそんな必要はないのです。ASの子どもがずっと年上の人と趣味仲間として対等な関係を築いていることがあります。ほかの人には代われないような祖父母とのよい関係を楽しむことのできる子どもたちもいます。社会的な立場にとらわれないASの脳タイプだからこそ、年齢の違いを超えた付き合いができるのかもしれません。ASの人には、相手からもそういう自由な付き合いを引き出す力があるような気がします。友だちは同年代と決めてかかるのはもったいないことです。

おすすめプラン③：ほかのASの人と知り合う

　私が行っていたASの子どもたちのグループ活動で出会った子ども同士の話を聞くと、「なんだか最初から安心できた」「話のペースが合う」「苦労がわかり合える」と感じることが多いようです。もちろんASの人同士だったら必ず気が合うというものではありませんが、気の合う友だちに出会う可能性が高くなるという感じです。

　ほかのASの人に直接出会うことができれば、「一人じゃないんだな」とより一層実感できます。同時に、同じASの子どもでも一人ひとりみな違うということもわかるでしょう。ASという特徴は共通するかもしれないけれど、ASはあなたのすべてではないからです。

　チャンスがあるなら、ほかのASの人に会ってみることをおすすめします。あなたのサポーターに相談してみてください。もし、直接ほかのASの子どもに出会うことができなくても、おとなからほかのASの子どもたちの話を聞いたり、ASの人が書いた手記を読んだりすることも役に立つでしょう。

81

おすすめプラン④：一人で過ごす技術をみがく

　ASの人は一人で過ごすという能力をもっていることが多いものです。ただし、どんな能力もみがかなければ発揮し続けられるものではありません。

　例えば、ASの人でも自分一人で趣味を楽しむのでは不満足で、いつも家族や誰かに見てほしい・聞いてほしいと思っている場合があります。こういう気持ちでいると、せっかくの趣味を生涯にわたって味わうことが難しくなってしまいます。趣味に関する成果を人に聞いてもらったり見てもらったりするのは確かにとても楽しいことです。でも本来、趣味というのは自分とアンモナイト（趣味の対象）の世界をいかに豊かに広げていくかという作業です。たとえASの脳タイプに生まれついたといっても、一人で趣味の世界を味わう技術は意識しないともち続けることができません。

　学校での過ごし方にも一人で過ごす能力を活用しましょう。休み時間に本を読んだり、体を休めたりしてリラックスして過ごすことは、ちっとも恥ずかしいことではありません。ASのよさを活用したよい時間の使い方です。そのことを非難する人はASの長所を十分に理解していないのでしょう（たとえそれが担任の先生だったとしても）。

　あなたが自分に自信を失って、多数派と同じように見えることを人生の目標にしてしまっている時期には、あなたらしく生きてほしいというこのアドバイスは納得のいかないものかもしれません。でも、脳に関する医学研究の結果を思い出してください（p18）。あなたの感じ方は間違っているのではありません。あなたは決して「にせもの」ではないのです。この地球ではたまたま少数派であるというだけのことなのです。

　あなたはASという「本物」なのです。

82

AS の脳タイプだということを
誰に伝えるべきか

　あなたは自分が AS という脳タイプだと知っています。AS であることは悪いことでも恥ずかしいことでもありません。では、自己紹介をするときに自分の名前を言うのと一緒に「私は AS です」と話すほうがいいでしょうか。

　私はそうは思いません。

　AS という脳タイプだということはあなたのとても大切な情報です。大切な情報はその大切さを理解して同じように大切に扱ってくれる人にだけ伝えることをおすすめします。

　AS に関する知識はまだ日本のなかで十分に行きわたってはいません。AS や ASD という言葉を誤解や悪意をもって扱われたら、あなたはとても傷つくでしょう。AS に関する質問に AS 代表のようにいつもあなたが答えなくてはならないとしたら、それも大変なことです。

　周りに話すことでしか得られない理解や安心感は確かにあります。誰にも話さずにいるのは暮らしにくいことです。

　誰に対して、どこまで話すかは、サポーターと相談するとよいでしょう。

　周りの人への説明もサポーターに手伝ってもらうとよいでしょう。例えば、こんなプランです。

- サポーターから担任の先生に説明してもらう
- 担任の先生にサポーターとして必要な知識や技術をもってもら

83

い、そのあとで必要なら担任の先生から同級生に説明してもら
う
- 説明文をサポーターと一緒に考えて、必要ならあなた自身が説明する
- 今はサポーターだけに知っておいてもらう

　改めて確認するまでもないことですが、あなたが AS だと誰かれ構わず話さないのは、AS が隠すべき恥ずかしいものだからではありません。AS という重要な情報がもっともよい形で活用されるためです。

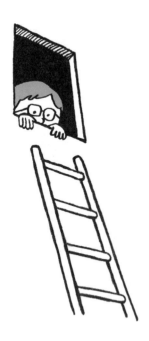

あなたのサポーターを確認する

工夫を考えたり実行したりするときには、おとなの手助けを上手に使って

　同じ AS の脳タイプであっても、一人として同じ人間はいません。だから誰にでもぴったりのやり方というのは存在しません。AS であるということは、あなたという人間の特徴の一つでしかないからです。どんな工夫でも、あなたの性質や環境、あなたと家族のこれまでの歴史などに合わせた微調整が必要です。

　そうした微調整にはおとなの手助けが有効です。あなたを手助けしてくれるおとなを探し出すことはとても重要な人生の対策です。

サポーターとは

　サポーターというのは、あなたのよさを発揮するための工夫を一緒に考えてくれるおとなのことです。もちろんその人はあなたが安心して相談できる人でなくてはなりません。

　一人で考えるよりサポーターと相談しながらのほうがいいアイデアが浮びます。万が一、うまくいかなかったときの原因も見つけやすいでしょう。第一、同志がいると思うことは、あなたに大きな勇気を与えてくれるものです。

85

家族のなかのサポーター

　家庭のなかにサポーターをもつことはとても大切です。家族の
なかに理解者がいないのでは、精神的にも実際の暮らしのうえで
も困難が大きいからです。AS という専門家の判断を受けられる
ように手はずを整えてくれた家族は、あなたのサポーターになれ
る人です。あなたは家族のなかにサポーターをもてるはずです。

　「お母さん（お父さん）は口うるさくて、いつもけんかになっ
てしまう」という人もいるでしょう。あなたが自分の AS との付
き合い方を探しているのと同じように、あなたの家族もサポー
ターとなるための勉強の途中なのだと考えてください。

　あなたとサポーターはチームです。今うまくいかないことが
あっても、誰のせいかを責め合うのでなく、もっといい方法を一
緒に探していきましょう。それでこそチームです。

専門家のなかのサポーター

　家庭の外にもサポーターをもてれば理想的です。例えば、親子
関係の悩みは親子では相談しにくいものです。家族と相談中のこ
とがらについても、専門家は別の視点から相談に乗ってくれます。

　あなたが AS の脳タイプだと説明してくれた人（担当医やカウ
ンセラーの先生、あなたが通う専門的な場所の担任の先生）はも
ちろんあなたのサポーターになれる人です。学校の担任やスクー
ルカウンセラーもあなたのサポーターとなるはずの立場の人たち
です。ただ残念なことに、日本では、本来サポーターになるべき
立場の人でも AS に関する理解不足のためにあなたを支援しそび
れている場合もあるし、あなたと話すには忙しすぎる場合もあり
ます。家庭の外では誰があなたのサポーターになれるのかは、家
庭のなかのサポーターと相談してみるといいでしょう。

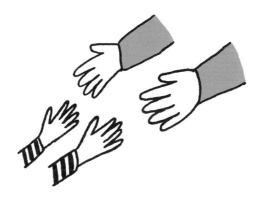

もしあなたがたった一人で
この本を読んでいるとしたら

　もしかしたら、あなたは自分の特徴について一人で悩んで、この本にたどり着いた人かもしれません。あるいは、もう成人していて家族とは離れて暮らしている人かもしれません。

　ここに連絡すれば必ずサポーターとめぐり合えるという場所は、残念ながら今の日本にはありません。でもあきらめないで。あなたにはたった一人の努力でこの本までたどり着く力があったのです。あなたを理解してくれる人、あなたの工夫を手助けしてくれる人も、きっと探していけるでしょう。

あなたが未成年の場合

　もしあなたが未成年だとしたら家族に相談することをおすすめします。家族はあなたよりも AS について知識が乏しいと思います。あなたの説明を誤解して、あなたが AS について知りたいと思ったこと自体を叱ったりするかもしれません。でも腹を立てないで。あきらめないで。あなたの家族も突然の情報に混乱したり、かっとなったりしているのかもしれません。

　まずはこの本を渡してみてください。

　そして専門家の判断を受けてみたいと伝えてみましょう。あなたが AS の脳タイプかどうかを家族で判断するのはとても難しく、また危険なことだからです。

あなたが成人している場合

あなたが既に成人していて家族に相談するのは難しい（とても
そんな気持ちになれない）なら、あなた自身で相談できる場所に
連絡をとってみましょう。

日本では2022年4月から成年年齢は20歳ではなく18歳に
なりました。1876年以来の変更です。

あなたが成人した大学生や専門学校生なら、学校の学生相談室
や保健室に相談することをおすすめします。ASと関係するあな
たの悩みに積極的に対応してくれる学内支援は初版出版時
（2005年）に比べてとても充実してきています。

あなたが学生でない場合は、p91の「相談できる場所を見つ
ける」を参考にサポーターを見つけていきましょう。

医療機関を受診したい場合は、成人の初診にも応じている児童
精神科か、ASDに関心のある一般精神科に相談することになり
ます。

ただ、成人期の初診に対応している児童精神科医の数はあまり
にも少なく、児童精神科医でなくてはとこだわることは今の日本
では現実的ではありません。

成人期では長年にわたり傷ついた心のケアも重要ですから、医
師の一般精神医学の経験はあなたの役に立ちます。これまで
ASDの主治医となった経験がなくても、あなたとの相談を通じ
てASについて学んでいく意欲がある医師なら、相談する価値は
大いにあります。

ASDやADHDに関心や知識がある一般精神科医はとても増え
ました。成人を対象とする発達外来も少しずつ開設されるように
なりました。ASのあなたが抱える悩みを整理しアドバイスして
くれる医療機関は少しずつ増えています。

ただし残念なことに、短時間の診察で不注意への薬だけ処方する医療機関や、脳波検査やアンケート式の検査などだけをもとに診断し注科学的根拠がない治療をすすめる医療機関も出現しています。

　医療機関を受診したいと思っている場合も、まずは学生相談室・保健室や次ページの相談機関で相談することをおすすめします。

注：診断は医師の診察でのみ行うことができます。どんな心理検査も血液検査・脳波検査・CT・MRIなどの医学的検査も、診断名を決定できる道具は、2024年7月現在、見つかっていません。
　小学校の通知表・幼稚園や保育園の連絡帳・母子手帳などは診断・評価の役に立ちます。無理がない範囲で探してみましょう。もし見つからなくても診断・評価は受けられます。心配しないで。

相談できる場所を見つける

　家族以外のサポーターを見つけたり、ほかの AS の子どもたちと知り合う場を探したり、あなたの役に立つかもしれない制度を知ったり申し込んだり、診断を受けられる場所を探したり…相談できる場所を手に入れることはあなたの役に立ちます。

　相談できる場所はどこで見つかるでしょうか。

発達障害者支援センター

　全国 47 都道府県と指定都市（政令指定都市ともいう。2024年時点で全国 20 都市）には 1 つ以上の発達障害者支援センターを作ることが義務づけられています。あなたの住んでいるところを担当する発達障害者支援センターは必ず存在します。p102 の「発達障害者支援センター・一覧」で調べることができます。

　発達障害者支援センターが担当する役割は地域によってさまざまです。

　多くの発達障害者支援センターが本人からの直接の相談に応じていますが、本人からの相談は関連機関が担当し、発達障害者支援センターはほかの支援機関を支援する役目や情報発信に徹している地域もあります。また、「子どもの相談を受ける機関は別にあるから、発達障害者支援センターは 18 歳以上」といった取り決めをしているセンターもあります。横浜市（指定都市）では、18 歳以上の成人を担当する発達障害者支援センターと中高生を対象とする発達障害者支援センターの 2 つが作られています（幼

児から小学生は療育センターが担当）。発達障害者支援センターがあなたとの相談を続けて担当することもありますが、あなたに合った相談場所につなげる役割を担当することが多いです。

基幹相談支援センター

県に1つのセンターでは、続けて相談に行くには遠すぎる場所にあるかもしれません。センターが担当する人口が多すぎると、十分な相談ができないでしょう。

こうした問題を改善するため、身近な場所で切れ目のない支援が受けられるように2013年から全国に作られ始めたのが基幹相談支援センターです。2024年7月時点ではまだすべての自治体に作られてはいませんが、「〇〇市　基幹相談支援センター」とインターネットで検索するとあなたの住む地域の基幹相談支援センターが見つかるかもしれません。

発達障害者支援センターがASDなど発達のかたよりを専門に対応するのとは違って、基幹相談支援センターは、体の障害や知的な困難などすべての障害に関する相談に対応しています。それぞれの基幹相談支援センターの特徴によっては、あなたに合った相談場所につなげる役割を担当します。もちろん、あなたとの相談を続けて担当するセンターもあります。

結局どこに相談すればいいのかわからない…って思わないでくださいね。

身近な場所であなたの役に立つ相談場所が手に入るように、日本はいま変化している途中なのです。きっとあなたとの相談を担当する場所が見つかると思います。

問い合わせ方

　相談機関の相談は予約制のことが多く、予約は電話でしなくてはならないことが多いです。

　AS の人たちは電話で話すことが苦手だったり、初めての相手とやり取りすることが苦手だったりすることが多いです。あなたはどうですか。

　もしあなたに家庭内のサポーターがいるなら、サポーターに電話してもらうほうがいいでしょう。

　もしあなたがたった一人で悩み、自分で電話するしかない状況なら次ページの「予約電話の手順」を手元に置いて準備してから電話することをおすすめします。

　最近は、メールや相談フォームを使ってインターネットで申し込みができるセンターも増えました。メールでも初回から詳しく説明しようと思わないほうがいいでしょう。長すぎて相手にわかりにくくなってしまう危険性や、文章を完成できなくてあなたが申し込みをあきらめてしまう危険性があるので。

予約電話の手順

① 「自分は ASD かもしれないと思っている本人です。悩んでいて相談できる場所を探しています」
と最初にはっきり伝える。

② 氏名・年齢・生年月日・性別・身分（高校 2 年生、など）を慌てずに伝えられるようにメモにしておく。

③ 「電話で説明するのが苦手です。直接会って（またはオンラインで）相談したいので予約を取りたいです」
と伝え、込み入った話を電話でしなくてもいいようにする。

④ 自分のスケジュールが確認できるものを手元において、その電話で予約の日時を決める。決めた予約日時を聞き間違えていないか、復唱して確認する。

⑤ 相手が、当日持ってくるものなど追加の説明を始めたら、
「聞き間違えそうなので、メールで・ファクスで・手紙で、もらいたいです」
と希望を伝える

※このページを手元に置いて、準備してから電話しましょう。

この本を読んでくれたあなたへ

　AS の小学生グループで大切なものを見せて説明する課題をしたことがありました。私は古い本を持ってきて、「この本は大好きなおじさんから 35 年前にもらったものです」と説明しました。「何か質問はありますか？」私は、内心、おじさんのことを質問されるかなあと思っていました。

　でもみんなの質問は、「はい！　その本の活字の大きさはどのくらいですか？」「それで、何ページあるんですか？」。

　おー、そうくるか。「先生の大好きなおじさん」のことをまず聞きたくなるのは多数派の感じ方。そんな古い本の活字の大きさやページ数はどうなっているのか聞いてみたくなるのは、少数派の感じ方（AS の人全員がこれを質問したくなるわけではありません）。私は「まずおじさんのことが気になるべきです」とは思いません。だって人の心は自由だから。でも、「多数派の人は何に関心をもつか」ということは知っておくと便利です。

　AS の人は「常識」が足りないといわれることがあります。

　でも、この世の中の「常識」は多数派の感じ方に合わせたものです。AS の人たちにとっては「理屈に合わない」と感じられることもあるでしょう。

食べ物を投げて渡せば、速く届くし、席を立たなくていいから合理的なのに、どうしていけないのか。

　相手の目を見ると気が散るから、横を向いて耳を相手に向けたほうがよく聞こえるのに、なんで注意されるのか。

　何人もの AS の子どもたちから同じような質問を受けます。そしてみんな「だから自分は常識はずれの情けないヤツ」とつぶやきます。

　こういう質問に対してあなたはきっとこんなアドバイスを受けたことでしょう。

　確かに物を投げてよこすのは合理的かもしれないけれど、多数派にはそれはケモノに餌をくれてやるようで失礼な扱いだと誤解されるからやめておいたほうがいいよ。

　相手のほうを向かずに話を聞くほうが集中できると気づいたのはすごい発見だけど、その体の向きは「相手に関心がない」「相手に反感をもっている」サインだと多数派には誤解されるから、「耳を向けたほうが話が聞きやすいので失礼します」って最初に説明したほうがいいね。

　でもあなたがアドバイスを必要としたのは「情けないヤツ」だからではありません。

これまであなたはクリニックや療育センターや通級指導教室などでいろいろなことをアドバイスされてきました。それは、あなたの感じ方・考え方が間違いだからではありません。「それはそれで真実なのだと思うけれど、多数派の理屈に合わせる技をもったほうがあなたもみんなも暮らしやすいからね。よろしく頼むね」ということなのです。

　いつも多数派のやり方に合わせる努力をしてくれて、本当にありがとう。

　あなたが小さい頃は、あなたの長所が発揮できるように、あなたが苦手で悲しい思いをしないように工夫するのは、あなたを守り育ててくれる人たちの仕事でした。

　でも、あなたはもうあなたの家族といつも一緒にいるわけじゃない。

　あなたの家族や先生たちは、あなたが自分で工夫して自分を助けていける技術をもってほしいと思っています。

　自分に合った工夫を開発して、そして胸を張って堂々と使ってほしい。自分自身の一番のサポーターになって応援してあげてほしい。

　だって、あなたは、こんなにまじめに多数派のやり方を勉強してくれる、心優しいすばらしい子どもだから。

　　　　　　　　　　　　　　　　　　　　　　　　吉田　友子

サポーターへのお願い

本書は AS の特性を理解するうえでも役立ちますが、診断・評価の手引き書ではありません

　本書の説明編は AS の特性を理解するうえで保護者や教師の役にも立つでしょう。しかし、本書は AS の症状を網羅した解説書ではありません。子ども自身が自覚しにくい行動特性はあえて記載していないものもあります。支援者としての理解を深めるためには本書だけでは不充分です。

　また、自分の様子はこの本のとおりだと子どもが言ったとしても、それだけで AS だと判断することは危険です。他の精神科疾患でも、子ども自身の認識としては類似した状況が示される場合があるからです。診断・評価には専門家の関与が必要です。

環境調整という重要な支援

　本書は AS の子ども自身が活用すべき情報だけを選んで記載してあります。したがってサポーターとして支援を行うためには本書の情報だけでは不十分です。

　本書に記載されていない最も重要な支援は環境調整です。

　子どもたちの努力や意識改革だけでは、あの子たちが自信と誇りを失わずに多数派と共存していくことは困難です。多数派側に多くの理解や技術力が必要です。

　多数派側へのその働きかけを成功させるためには高い社会的技能が必要となります。

ですから本書では当事者である子ども自身にその作業を要求しませんでした。相手に受け入れられない形で環境調整を子ども自身が求めれば、彼らは「身勝手」「開き直り」「診断に甘えている」といったおよそ見当違いな批判にさらされることでしょう。

　きっとあなたはその重要な役目を担う決意で本書を読んでくださっていることでしょう。その役目を担うためには知識と技術が必要です。どうぞ AS を支援するための勉強を継続してください。書物から学ぶだけでなく、あなた自身が相談できる場所や相手を確保することが重要です。本文中の「相談できる場所を見つける」（p91）はあなたにとっても役に立つことでしょう。

サポーターによるアドバイスの具体化

　一般論として AS に合うとされる工夫でも、その子のおかれた社会的状況によってはかえって子どもの立場を困難にする場合があります。

　本書では自分の状況に合わないプランを子どもが実践してしまわないことに細心の注意を払いました。

　本書のアドバイス編では、子どもが興味をもって読み進められるために、内容をよりよく理解できるために、いくつかの具体例を示しました。そして同時に、自分自身に実践するためにはサポーターと相談し微調整が必要だということも繰り返し伝えてきました。

　本書を十分に活用していただくためには、子どものおかれた状況と子どもの現在の技術力から今取り組むべき課題を見極めることが重要です。そして子ども一人ひとりに合わせてアドバイスを具体化することが必要です。

　サポーターであるあなたがその支援をしてくださると信じています。

「技術を教えること」と
「技術を『胸を張って使うこと』を教えること」

　AS の子どもたちは指導によって多くの技術を学んでいきます。私が療育センターの仕事をしていた横浜市は ASD に関する療育システムが早い時期から整備されてきた地域です。私は療育センターに勤務していたときに、知的困難がなくても幼児期から支援システムを利用できて、多くの技術を身につけ、小学校低学年では何の問題もなく適応しているようにみえる子たちを数多く担当していました。より多くの技術を教え込みさえすれば彼らには幸せが手に入ると、当時の私はどこかで思っていました。もちろん技術はあったほうがいいのです。技術を教えてもらう機会が確保されないことは重大な問題です。でも同時に、私たちは技術だけを教えるのでは、彼らが誇りをもって生きることをバックアップできないと気づく必要があるのです。

　p51 の小学 3 年生の少女のことを思い浮かべてください。彼女はトラブルを避けるために二番目に思ったことを発言するという技術を行使しながら、そのたびに自己評価を下げていったのです。

　「技術を教えること」と「技術を『胸を張って使うこと』を教えること」両者は密接に関連してはいますが、別個の課題です。前者なしに後者の実現が困難であることは確かですが、前者のみで後者が保障されるわけではないのです。

　こうした臨床実感から私は子ども自身への心理学的医学教育に取り組み始めました。そしてその一つの形として「中学生の勉強会」が実施されました。本書はそのときに使用された手作りのテキストが元になっています。

　子どもがその子らしく誇りをもって暮らすために本書が役立つことを願っています。

サポーターのための情報入手先

　ASDなど発達障害については、行政からも民間からも多くの情報が発信されています。

　あなたが必要な情報にたどり着けることを願うと同時に、情報に翻弄されてしまわないことも願っています。ASについて悩み始めると不安で情報収集から離れられず、心身が疲弊しきってしまうことがあります。今のあなたはどうでしょうか。

　サポーターであっても、本人であっても、あなたが合わない情報で気持ちを乱されることなく、正確な情報を専門家と一緒にわが子や自分に合わせて活用できる日が一日も早く訪れることを願っています。

ウェブサイト

一般社団法人　日本自閉症協会

　本人と親と専門家によって構成されている一般社団法人です。ASDに関する読みやすい説明文や動画配信が無料で見られます。日本自閉症協会では予約不要の無料電話相談や予約制の専門相談員による有料相談も行っています。

発達障害ナビポータル
「情報検索ツール『ココみて（KOKOMITE）』」

　発達障害ナビポータルは、厚生労働省管轄の国立障害者リハビリテーションセンターと文部科学省管轄の国立特別支援教育総合研究所が共同で運用する情報サイトです。「情報検索ツール『ココみて（KOKOMITE）』」は、「知りたいこと」「都道府県」「年齢」の３つを組み合わせてあなたに必要な情報を提供する検索ツールです。

発達障害情報・支援センター
「発達障害者支援センター・一覧」

　「相談できる場所を見つける」に記載した「発達障害者支援センター・一覧」です。発達障害情報・支援センターのサイトの一覧表は、すべてのセンターへのリンクが貼られていてレイアウトも見やすいです。

基幹相談支援センター

　「相談できる場所を見つける」に記載した基幹相談支援センターは、一覧表はセンター数が多すぎて見にくく、設置状況も流動的なので、「〇〇市　基幹相談支援センター」で検索して確認することをお勧めします。

注：ウェブサイト情報の確認・取得日：すべて2024年7月2日

著者関連ウェブサイト・関連著書

iPEC（子どもとおとなの心理学的医学教育研究所）

　Ａ４両面１枚のAS解説チラシや、出された宿題をなるべく手間なく学校で記録するための「ペック宿題帳」など、いろいろな資料を無料でダウンロードできます。

吉田友子（著）『自閉スペクトラム「自分のこと」のおしえ方 増補版―特性説明・診断告知マニュアル 小学生から大学生まで―』Gakken、増補版2023年・初版2011年

　本人が自分を理解していくための手助けに関する臨床経験をまとめ、説明文例など具体的アイデアを提示した本です。

吉田友子（著）『高機能自閉症・アスペルガー症候群「その子らしさ」を生かす子育て』中央法規出版、改訂版2009年・初版2003年

　知的困難がないASの子どもたちの特徴や対応について記載した本です。長所でもある子どもたちの特徴を活用して生活の安定をめざす基本方針で、具体的に・でも具体的すぎないように（子どもも養育者も一人ひとり違うので）、助言を書きました。

資料1：時間を割り振るための手順

　ASやADHDの特徴をもつ人にとって、上手に時間配分をするのはなかなか難しいものです。子どもだけでなく、サポーターと一緒に取り組んでみましょう。作業1～3を意識しながら工夫すると効果があがりやすいでしょう。

作業1：宿題を管理する

　次の手順を実行することで宿題の管理ができます。

基本的な手順

① 　1か月分を一度に見られるカレンダーや手帳を用意する。
　　イラストを参考にしてください。
　　月曜日始まり・4月始まりの手帳がおすすめです。

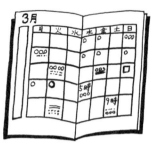

② 　すべての仕事（学校の宿題・塾の宿題・試験勉強など）はこの手帳に書き込む。
　　授業中には別の紙にメモしておいて、その日のうちにカレンダー（手帳）に書き写します。

③　宿題は出された日付のところではなく提出期限の日に書き込む。

　①〜③の手順を実行すればあなたは自分の仕事（宿題）を忘れずにいることができます。

　そして手帳を開けば今月の仕事の予定を一目で眺めることができますから、今自分が抱えている仕事の全体量を把握する能力（＝計画性の基礎になる力）も育っていきます。

上級者向け手順

　①〜③の手順に慣れたら取り組んでみましょう。

④　何回かに分けて取り組まないといけないような宿題の場合は、カレンダー（手帳）にも何日かに分けて書き込んでおくと慌てないですみます。

　　例えばある中学生の例を見てみましょう。

　　この中学校では毎週金曜日に英語の小テストがあります。

　　6/11（金）には社会科の先生から「家族に環境問題についてインタビューして、自分で調べたことと合わせてレポートを書く」という宿題が出たとします。この宿題の提出期限は6/18（金）です。

　　家族に話が聞きやすい日曜日の午前中にインタビューをして、学校が早く終わる水曜日に調べ物をして、できればその日（水曜日）にレポートも書いてしまおうと考えてみます。そうすると、英語の小テストの勉強もしなくてはならない木曜日に慌てないですみますよね。

　　もしこの計画で進めるなら手帳には、

　　6/18（金）のところに「社会・レポート提出」と書き

　　6/13（日）のところに「社会・インタビュー」と書き

　　6/16（水）のところに「社会・調べる、レポート作成」と書き

　　6/17（木）のところに「社会・予備」と書いておきます。

105

作業2：時間を管理する

勉強と趣味に使える時間は
どのくらいあるのかを曜日ごとに調べます

　家庭で過ごす時間をa〜cの3つの区分に分け、1週間の生活をグラフにしてみましょう。

a．生活（食事、入浴など）

b．睡眠

c．自由時間（勉強や趣味に使える時間）

　この「時間を管理するためのグラフ」と、作業1の「宿題を管理するためのカレンダー（手帳）」を使って時間配分を行っていきます。

　生活と睡眠は大体いつも同じ時間数がかかります。曜日によって授業・部活・塾の時間も決まっています。例えば、「水曜日は晩御飯の前までに2時間、晩御飯の後に3時間、自由に使える時間帯がある」とか、「木曜日は塾があるから、自由時間は1時間しかない」というふうに曜日ごとに勉強と趣味に使える時間が確認できます。一度作った生活グラフは毎週使えるので、1週間用ホワイトボードに書き込んでおいたり（次頁イラスト）、紙に書いてコピーしたり、パソコンに入力しておくと、毎週書かなくてもすむので便利です。

作業３：割り振りをする

１日のなかでどこに勉強を入れるかを考えます

　学校から帰ったら、まず今日の自由時間をどう勉強と娯楽（趣味やテレビ）に割り振るかを考えます。

　カレンダー（手帳）を見れば、今日しなくてはいけない仕事を思い出すことができます。

　グラフを見れば、今日使える自由時間がどこにどのくらいあるかがわかります。

　あとは仕事を今日のどの時間に割り振るかを決めればいいのです。頭のなかで考えるだけでなく、グラフに書き込むとせっかく考えた割り振りを忘れないし、実行する決心がつきます。イラストはマグネットで作っておいた「勉強時間」をグラフに貼り付けることで今日の予定を立てている例です。

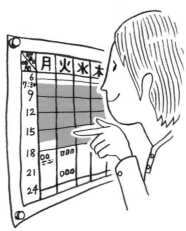

この作業は手帳とグラフさえできていれば 3 分間もかからずに実行できます。

　大好きな「趣味」の後に「勉強」が予定されているとなかなか切り替えられない危険性があります。AS の人は「終えることの苦手」をもっているからです。p73 の「終えるための工夫をしてみよう」を参考にしながら割り振っていきましょう。

時間の割り振りは
3 つの作業から成り立っていることを意識して
練習していきましょう

　最初は上手に時間を割り振ったり計画どおりに実行したりできないかもしれないけれど、3 つの作業を意識してサポーターと練習していけば少しずつ改善されていきます。
　逆に、手順や作業を考えずにやみくもに計画を立てたり、予定とのズレがでたらそのたびに 1 から計画を立てなおしたり、ただただ反省したりするのでは効果があがりにくいでしょう。

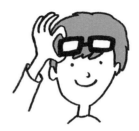

資料2：注意困難（うっかり）対策

　AS の人たちは注意困難（うっかり）で困っていることがよくあります（p37）。うっかりは、あなたが自分にがっかりしたり、自分を情けなく思ったり、どうせ報われないと人生をあきらめる気持ちになったり（または、人生をあきらめているとおとなに誤解されたり）する原因になりがちです。

　サポーターと相談して工夫していけば、注意困難で困ることは減らしていけます。この本の内容を、あなたの毎日にどのように応用するかについては、サポーターと一緒に考えていきましょう。

原則1：「心の省エネ」にもなる工夫を

　注意困難での失敗をなくそうと一人でがんばってきた人は、「忘れないように、いつも気をつける」「忘れないように、何度も確認する」という努力を続けていることが多いです。

　このやり方で注意困難での失敗が減ることはもちろんあります。でもこのやり方は「忘れないように」といつも気を張っている必要があり、「忘れていないか」といつも不安です。

　注意困難での失敗が減ったとしても、不安で疲れていて自信のない人になる危険性が高いこのやり方は、おすすめしません。

　不安な気持ちで過ごさなくてもよくて疲れにくい「心の省エネ（心理的な負担が少ない）」にもなる工夫をサポーターと探していきましょう。

「いつも気をつける」「がんばる」という根性論から、あなたが解放されることを精神科医として願っています。

原則2:「忘れるけれど、困らない」をめざそう

「心の省エネ」にもなる対策とはどんな工夫でしょう。

しょっちゅう傘をなくして困っている・叱られ続けている人はいませんか? 注意困難がある人ではよくあることです。

電車の座席で横に置いてしまうと・傘立てに入れて帰るとき雨がやんでいると、傘を忘れてしまいます。「傘を忘れない、傘を忘れない、傘を忘れない…」と電車を降りるまでつぶやくという人もいますが、それは不安で疲れる方法です。

傘は折り畳み傘と決め、ジッパー付きポリ袋[注]を傘袋にして(濡れたままでも大丈夫)、すぐにカバンにしまうようにすれば、傘のことを忘れていてもあなたは傘をなくしません。

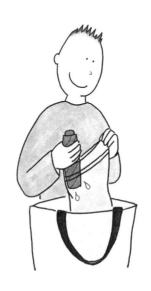

これが「忘れるけれど、困らない」です。

「鍵を忘れる」ことへの工夫も同じです。使うカバンは学校用・塾用・身軽用の3つに決めて、カバンのそれぞれに鍵を複製して鎖でつなげておきます。こうすれば、鍵を忘れることも、鍵が見つからずに遅刻することも、なくなります。

・財布を忘れて外出しても（そのうえスマートフォンが電池切れでも）、パンや飲み物が買えて電車賃と電話代は手元にあるよう、家族の携帯電話番号を書いた紙と2,000円くらいのお金（硬貨もいれて）を、封をしてどのカバンにも入れておく
・大事なものほど、しまいこまずに、見えるところに保管する

など、ほかにもいろいろな工夫があります。

あなたの場合はどんな工夫があれば「忘れるけれど、困らない」が手に入るのか、サポーターと一緒に考えましょう。
工夫で減らせる困りごとはたくさんあると気づくはずです。

注：以前は傘に合った縦長袋がなく、パスタ保管用ジップ袋を推奨していました。2024年時点では、ダイソー、セリア、ニトリ、イケアなど各店から発売されています。「折り畳み傘　ジップロック®」で検索してください。

原則3：役割分担という工夫

自分以外の誰か・何かと役割分担する工夫も、役に立ちます。

(1) サポーターとの役割分担
あなたの耳に確実に届くチャイムとして（叱るのではなく）サポーターに声をかけてもらう役割分担をp73で説明しました。

「プリントを学校から家まで持ち帰るのはあなた」「カバンから出して確認するのは保護者」と親子が納得して決めたなら、それは試す価値のある役割分担です。役割分担という工夫があなたとサポーターの役に立つ場面はほかにもいろいろあります。

「ここまでなら忘れないから、まずそこを担当する」「学校に慣れてきたら次はどこを担当できそうか、確かめていく」「やり方のお手本を、サポーターに見せていただく」…役割分担は家庭生活のすべてをチームの活動と考えて暮らす工夫です。

でももしかしたら、あなたのサポーターは役割分担を引き受けられないくらい心や体が疲れているかもしれません。サポーターにも注意困難があると、役割分担でかえってトラブルが増える危険性もあります。

あなたの家庭に合った役割分担を、できれば専門家と一緒に考えてみてください。

(2) 物との役割分担

物との役割分担は、人間に負担が増えにくい安全な工夫です。一人暮らしを始めても続けて使える、家族の体調や家族との関係が変わっても使い続けられる、という点でも安全な工夫です。

「体操服を持っていく」と書いた付箋（貼ってはがせるメモ用紙）をドアノブに貼っておく、体操服そのもの（実物）を靴の上に置いておくなど、あなたにすべきことを思い出させてくれるもの（リマインダーといいます）を使って忘れ物を減らすなど、物と役割分担するいろいろな工夫をぜひ勉強してください[注]。

注：吉田友子（著）『自閉スペクトラム「自分のこと」のおしえ方 増補版』Gakken、2023年、p124-135

この本の初版出版時にはなかった、スマートフォン・スマートウォッチ・タブレットなどデジタル機器は、あなたと役割分担してくれる心強い相棒になるでしょう[注]。

　活動開始時刻の5分前に（あるいは、準備を始めるべき時刻に）スマートフォンやスマートウォッチが思い出させてくれるなら、あなたは安心していったん忘れることができます。

　電車に乗ったら降りる予定時刻の3分前にアラームを設定すれば、どんなに読書に夢中になってもあなたは電車を乗り過ごしません。スマートウォッチが思い出させてくれるから。

　一度設定すれば毎週決まった曜日に思い出させてくれるアプリもあります。「学校から体操服を持ち帰って」と毎週土曜日にスマートフォンが教えてくれるなら、あなたは持ち帰りのことをいったん忘れて過ごせます。持ち帰り忘れも減ることでしょう。

　スマートフォンで写真を撮れば、あなたは覚えなくても情報を持ち帰ることができますし、その場で写真をサポーターに送れば情報共有をし忘れることも減らせます。

　でも2024年時点でも、自分のデジタル機器は校内では使用禁止の中学・高校は、日本ではめずらしくありません。付箋やスケジュール帳などアナログな物との役割分担も活用できると安心です。

注：この本の初版出版は2005年6月、iPhone® の発表は2007年6月、Android® の発表は2007年11月です。

原則４：困りごと発生はバージョンアップのチャンス！

　それでもきっと注意困難での困りごとはおきるでしょう。【原則５】に述べるような状況ではなおのことです。

　工夫しているのに困りごとがおきたら、あなたはがっかりすることでしょう。でも、自分を責めないで。あきらめないで。

　「なるほど。私はこういう状況だと、これをここに忘れるのか」と、捜査官のように「現場検証」をして、サポーターと一緒に原因と対策を考えていきましょう。きっとあなたは新しい工夫を手に入れてバージョンアップすることでしょう。

　楽しみですね。

原則５：注意困難がおきやすい状況を知って対策を立てる

　周囲の状況やあなたのコンディションによって、あなたの注意困難は目立ったり目立たなくなったりします。

（1）自分が集中しやすい環境を知る

　「家族がテレビを見ているそばでは宿題に集中できない」のは当然です。壁に向かって（ノイズキャンセリング・イヤホンを使って）勉強するなど、余分な「見えるもの（視覚刺激）」「聞こえるもの（聴覚刺激）」を減らせると、集中しやすくなり、ミスも出にくくなります。いらない刺激を減らす工夫は重要です。

　一方で（同時に）、適度な刺激があるほうが、集中できてミスが出にくい人もいます。体に刺激を入れる（貧乏ゆすり・髪の毛を触る・ペン

を回す・歩き回る、など）、音楽を聞く、お香をたく、など自分に合った集中のしかたを探してみましょう。見ていないテレビがついているほうが勉強に集中できるという人だっています。

（2）やろうとしていることが、多すぎないか検討する

勉強をがんばりたい、部活の部長に立候補したい、文化祭委員をやりたい、ギターを始めたい、小説を書きたい…。やろうとしていることが多すぎると注意困難が強く示されて、自分にがっかりするようなことがおきてしまう危険性が高まります。

「いまは、これに時間とエネルギーを注ぐ」「いまは、これはやらない（先に延ばす）」という仕分け作業は、あなたが本来の実力を発揮するために必要な工夫です。

でも、どれもあなたが「やりたい」「やらなくてはならない」と思っていることなので、どれかをやめると決めるのはとても難しいことです。ぜひサポーターと相談してください。

（3）急かされることの苦手

急かされるとだれでもミスがでやすくなります。注意困難がある人では、この傾向が特に目立つ場合があります。

このタイプの人は「急いで完了することの価値が高い活動」よりも「じっくり取り組んで結果を出すことの価値が高い活動」のほうが向いています。

どんな活動があなたに合っているのか、どれを選べばあなたの良さが発揮されやすいのか（あなたの苦手が引き出されにくいのか）、ぜひサポーターと相談してみてください。

（4）不安だと注意困難は強く出る

不安だとだれでもソワソワと落ち着かずミスがでやすくなります。注

意困難がある人では、この傾向がとても強く示されます。

　新学期、初めての集団や初めての活動、試験前、などあなたの不安が高まる時期にはミスが増えると予測しましょう。

　そして、
• サポーターと相談して、取り組む活動を減らす（優先順位をつけて、先に延ばせるものは今はやらないと決める）
• もう必要なくなっていたリマインダーを復活させるなど、工夫を増やす
• ミスしても「やっぱりね」と思う心の準備をする
など、対策をサポーターと相談しましょう。

　忘れ物やなくし物が増えることを「自分はいま不安でソワソワしているのだな、サポーターに相談しよう」と気づく手がかりにしている人もいます。

謝辞

　最初に監修のローナ・ウィング先生に心からの感謝を申し上げます。
ウィング先生は親子ほども年の離れた東洋の児童精神科医の意見に真剣
に耳を傾けてくださり温かいご指導をくださいました。

　また次の方々にもこの場を借りてお礼を申し上げます。

　励ましと有用なアドバイスを常に与えてくださった内山登紀夫よこは
ま発達クリニック院長（大妻女子大学教授）と藤岡宏つばさ発達クリニッ
ク院長。

　本書草案を診察で活用し貴重なご意見をくださった京都市児童福祉セ
ンター門眞一郎先生と村松陽子先生。

　直接的・間接的に本書にフィードバックをいただいた、よこはま発達
クリニックのユーザーの皆さんとスタッフの皆さん。

　誠実な翻訳作業を通じてウィング先生との橋渡しをしてくださった翻
訳家エスター・サンダースさん。

　最後まで私の強迫性に付き合うという偉業を成し遂げた中央法規出版
企画部國保昌さん、イラストレーター佐藤じゅんいちさん。

　しばしば私のパソコン画面を覗き込み最初の読者となって励ましてく
れた息子と、いつでも肯定的な最終査読者であった夫。

　そしてこの本を最後まで読んでくれた、あなた。

2005 年春　吉田友子

追記

　本書は英国 Jessica Kingsley 社から "How to be Yourself in a
World That's Different: An Asperger Syndrome Study Guide for
Adolescents" として英語版が出版されています。この本を歓迎してく
れた日本の読者の皆さんと、英語版出版のためにご尽力くださった関係
各所の皆さんにも改めて感謝の気持ちをお伝えします。

2008 年冬

補注新装版　謝辞

　補注新装版の出版にお力添えいただいた皆さまにお礼申し上げます。

　情報収集先の助言と加筆修正箇所のチェックを専門家として手伝って
くれた、よこはま発達グループの佐々木康栄先生。

　初版のイラストを本書でも使用することを快諾してくださった、佐藤
じゅんいちさん。

　本書の企画から出版までを支援してくれた、中央法規出版・担当編集
者の土屋正太郎さん。

　さまざまな局面で調整役を引き受けてくれた、中央法規出版・初版担
当編集者の國保昌さん。

　近接領域の臨床医として、信頼できる読書家として、本書完成をサポー
トしてくれた私の夫、吉田クリニック院長・吉田学。

　私に新しい臨床経験を与えてくれた、千代田クリニック・東京女子大
学保健室・立教大学学生相談所・明治大学学生相談室のユーザーの皆さ
んとスタッフの皆さん。

　そして初版と同じく、この本を手にとってくれたあなたにも、もう一
度、ありがとう。

2024 年夏　吉田友子

● 監修者紹介

Lorna Wing（ローナ・ウィング）

1928年生まれ。英国の精神科医。自閉スペクトラムやアスペルガー症候群などの概念と名称を提唱した自閉症研究のパイオニア。親が自閉症の原因とされた時代を、ASDの子どもの母として、医師として、生き抜いた女性でもある。研究業績のみならず、英国自閉症協会設立への尽力や自閉症診断評価の専門機関エリオット・ハウス（現在のローナ・ウィングセンター）設立など臨床家としても多くの業績を残した。真実探求への揺るぎない信念と公平さと優しさとユーモアに溢れた人柄は多くの人々の敬愛を集めた。ASDの本人とその家族の幸せのためにすべての叡智をささげ、2014年没。

邦訳の著書に『自閉症スペクトル―親と専門家のためのガイドブック』（1998年、東京書籍）、『自閉症―幼児期から成人期まで』（1997年、ルガール社）などがある。

● 著者紹介

吉田 友子（よしだ ゆうこ）

1959年生まれ。東京慈恵会医科大学卒業。専門は発達精神医学。横浜市総合リハビリテーションセンター児童精神科、横浜市北部地域療育センター診療係長などを経てよこはま発達クリニックに20年間勤務。2020年から千代田クリニック院長。

2005年にiPEC（子どもとおとなの心理学的医学教育研究所）を設立し、ASの子どもやおとなの自己理解支援等に注力。複数大学での学生面談にも従事している。

主な著書は、『高機能自閉症・アスペルガー症候群「その子らしさ」を生かす子育て 改訂版』（中央法規出版、初版2003年・改訂版2009年）、『自閉スペクトラム「自分のこと」のおしえ方 増補版』（Gakken、初版2011年・増補版2023年）など。本書初版と『「その子らしさ」を生かす子育て』は、英国英語版と米国英語版がJessica Kingsley社から出版されている。

iPEC

Chiyoda Clinic・iPEC X（Twitter）

あなたがあなたであるために　補注新装版
自分らしく生きるための自閉スペクトラム・ガイド

2005 年 6 月 10 日　初　版　発　行
2024 年 12 月 10 日　補注新装版発行

- ●監修者　ローナ・ウィング
- ●著者　吉田友子
- ●発行者　荘村明彦
- ●発行所　中央法規出版株式会社
　　　　　〒110-0016　東京都台東区台東3-29-1　中央法規ビル
　　　　　TEL03-6387-3196
　　　　　https://www.chuohoki.co.jp/
- ●印刷・製本　（株）太洋社
- ●ブックデザイン　岡本明
- ●カバーイラスト　佐藤じゅんいち
- ●本文イラスト　佐藤じゅんいち、吉田友子（p43、p111）

定価はカバーに表示してあります。
ISBN978-4-8243-0141-3
本書のコピー、スキャン、デジタル化等の無断複製は、著作権法上での例外を除き禁じられています。また、本書を代行業者等の第三者に依頼してコピー、スキャン、デジタル化することは、たとえ個人や家庭内での利用であっても著作権法違反です。
落丁本・乱丁本はお取り替えいたします。

本書の内容に関するご質問については、下記 URL から「お問い合わせフォーム」にご入力いただきますようお願いいたします。
https://www.chuohoki.co.jp/contact/
A141